常读常新
经典故事系列

甄雪燕　赵歆

王利敏◎主编

医本神奇

中医药的

故事

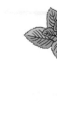

华中科技大学出版社
http://press.hust.edu.cn

中国·武汉

编委会

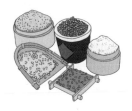

序

中国传统医药学是古代先贤在长期与疾病作斗争的实践中逐渐形成、发展、充实和完善的一门医学科学，它为中华民族繁衍昌盛做出了卓越贡献，也对世界文明的进步产生了积极影响。中医药作为中华文明的杰出代表，融会了中国古代的哲学思想与诸家文化，经历了千百年的历史沉淀和发展演变，它是中华民族智慧的结晶，更是打开中华文明宝库的一把钥匙。

中国传统医药学拥有悠久的历史和神奇的魅力，但普通民众往往将中医药与晦涩难懂、深奥莫测等词汇联系在一起。本书的写作团队充分考虑到读者的需求，尽可能用简单有趣的语言和生动的情节来阐述中医药知识，使其更易被理解和接受。

全书分为8章，系统介绍不同历史时期中医药学取得的非凡成就，讲述不同时代医药名家的主要贡献及代表著作，解析中医药理论的思维方式及文化特点，探索针灸及经络腧穴的奥秘，讲解中医药内外治法的原理，总结生活中与中医相关的养生特色等，整体概括了中医药体系的精华。每章各有6节，共

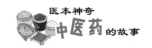

48节。每节内容均从读者的角度出发，分析中医的基本思维，讲述这些认识的形成过程和发展变化特点，并在文后总结出知识板块，引领读者逐步了解中医药知识的精髓，探求中医药的奥秘。

本书写作团队主要成员由多年从事中医药科普教育的大学教师组成，他们都拥有北京中医药大学博士学位。团队成员不仅在教授中医基础知识方面拥有丰富的经验，还积极参与中小学中医药文化进校园活动，与学生们深入互动，从而传播中医知识。我们的目标不仅是科普中医药知识，更重要的是采用通俗易懂、流畅自然的表述方式，使中医理念更容易被大家理解和接受。除此之外，作为中医领域的"正规军"，我们对自己有更高的要求，即追求中医知识传播的准确性。我们致力于以专业、准确的方式呈现中医药的原貌，确保传递给读者的信息可信可靠。这样可以促进更多人认识和关注中医药文化。

近年来，团队已出版《青少年中医药文化知识普及读本》《中国文化·医药》《中医启蒙三字经·注释版》《大国杏林工匠·中华历代中医药名家》《中医文化小故事》等多部科普书籍，并且在《中国中医药报》《中国卫生人才》《健康报》等报刊上连载了近百篇文字。在这些成果的基础上，本书的撰写周期相对较短。

感谢华中科技大学出版社领导的支持，更感谢陈心玉编辑对文字的精心修改，以及为本书策划配制插图，从而使得作品更具有可读性。

本书的主要读者群体为广大青少年和中医爱好者。我们希望读者阅读本书后，不仅能够理解中医药理论的基本思维、中医药临床的主要特色，还能体悟中医药文化的独特魅力。

衷心希望读者能从本书中获得知识的滋养，深切感受中医药的博大精深。让我们携手探寻中医药的故事，踏入中医药的奇妙世界。

梁永宣

2023 年 7 月 30 日

CONTENTS ———————————— 目 录

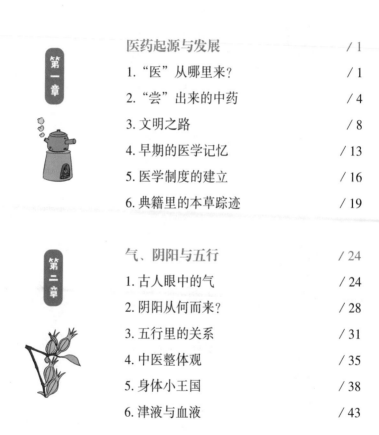

第一章

医药起源与发展

1. "医"从哪里来？

人类的医学从哪里来？

有人说，医学源于动物的本能。在自然界中，许多动物都拥有一些与生俱来的能力，在不经过学习和适应的情况下，就能表现出某种固定的行为，如蜘蛛结网、鸟儿筑巢等，这些先天的能力被称为"本能"。有些动物在受伤后也会主动寻求治疗的方法，例如，一些哺乳动物在受伤后会主动舔舐伤口以缓解疼痛，鸡在吃到难以消化的食物后，会吞食一些石子帮助自己消化，这些都是动物本能的医疗行为。

人类由动物进化而来，在患病后寻求帮助和医治，这也是一种本能的行为。但是，人类大脑具有超出普通动物的思维能力，而且，人类会通过劳动和有意识的创造，掌握和总结生活中的经验，将本能的疗愈行为上升为经验医学。人类的医疗行

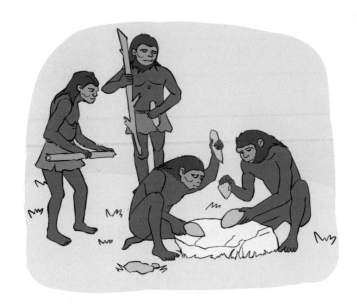

制作和使用工具是人类进化的重要标志

为早已超越了普通动物的本能行为。

有人说，医学是远古时期的那些"圣人"开创的。怎样的人才算是"圣人"？在中国传统文化中，上古时期的圣人一般指伏羲、神农和黄帝等传说中的帝王。在中国远古神话传说和古籍的记载中，中华文明起源于那些圣人，医药学也是圣人们的杰作。如伏羲创八卦以阐明百病的缘由，神农尝百草来发现疗愈的草药，黄帝作《内经》以建立医学的理论。关于这些伟大的圣人，还有很多富含神话色彩的传说。

那么，医学真的是那些"圣人"开创的吗？这个说法显然不够全面。其实，推动人类文明进步，并不是依靠哪几个人物，文明与创造是人类共同努力的结果；传说中开创了医药学的这些"圣人"，则是远古时期人类集体努力的缩影，一个时代的历史符号。伏羲时代，人们开始探索人与自然的关系，探寻疾病的原因；神农时代，人们开始发展农业，积累关于各种植物的知识；黄帝时代，人们在实践经验的基础上总结出医学规律。由此可见，医学的出现，不是某一个人的成就，而是众多先辈积极探索和奉献的结果。

有人说，医学是早期的一种巫术行为。"巫"是什么？巫是人类社会早期出现的专门从事祈祷、祭祀和占卜活动的人。原始社会早期，人类还处于对世界未知较多的阶段，为什么会打雷？为什么会下雨？为什么会地震？为什么会生病？人类无法对此做出科学合理的解释，出于对自然界的恐惧和敬畏，便幻想有能够主宰世界的神灵，而巫便是沟通神灵与人类的媒介，他们能够转达上天或神灵的旨意，让人类避免受到伤害。因此，巫在古代不仅受到尊崇和爱戴，也是天文、医术、算术等知识早期的掌握者和传播者。然而，医学本身属于科学，医学的发展过程就是逐渐排除迷信与荒诞的过程，是积累实践经验与总结理论规律的过程。后来，医术从早期的巫术中逐渐分离，并走向科学化。

中医到底是怎样形成的呢？

中医是根植于中国传统文化中的一种医疗体系，是我们的祖先在与大自然、与疾病作斗争过程中探索出的治疗方法和理论体系。早在远古时代，人类在与大自然作斗争的过程中，认

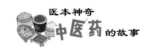
识到人类健康与自然的关系，从而总结出预防疾病和保养身体的方法；人类在寻找食物的过程中，认识并总结各种植物的知识，从而发现某些植物的性味和治疗作用，形成中药的知识积累；人类在用火取暖的基础上，发现烧热的石块或沙土，放在人体局部取暖可消除某些病痛，通过反复实践和改进，逐渐产生了熨法和灸法；人类在使用石器作为生产工具的过程中，偶然发现人体某些部位受到刺激后，反而能解除另一部位的病痛，从而创造了砭石疗法，继而发展成外治方法……

人类在劳动和生活的实践中不断探索、创造和总结，各种经验被一代又一代的先行者们积累、传承与发展，从而形成了具有中华文明智慧的结晶——中医学。

小贴士

　　中医，指中国的传统医学。中医以阴阳、五行学说为哲学基础，以脏腑、经络的生理和病理为理论基础，以整体观和辨证论治为理论体系特点，是我国优秀传统文化的重要组成部分。

2. "尝"出来的中药

你知道吗？古人主要靠舌头认识药物。

在人类生活的早期，随着生产工具的出现，人类逐渐从茹毛饮血的生活方式过渡到采集和种植阶段。寒来暑往，人类在采集和耕作的过程中观察不同植物的生长季节、形态、规律等，并开始尝试不同植物的味道。在反复尝试的过程中，不仅收获了五谷的知识，使生活有了保障，同时，在食用某些植物时，也会发生呕吐、腹泻、抽搐，甚至昏迷死亡等中毒的情况。相反，有时在进食了某种植物后，则能减轻或者消除身体的一些病痛，甚至偶尔还能解除因为误食某些植物而引起的中毒现象。久而久之，人类开始有目的地去认识和寻找能够治疗疾病的植物，并把它们称作"药"，形成了"药"的概念。在这个尝试的过程中，有很多人为此付出了生命的代价，换来了对药物知识的总结与积累。

你知道吗？神农就是无数探索药物知识的祖先的化身。

据传，神农是姜姓部落的首领，是上古时期的"炎帝"，

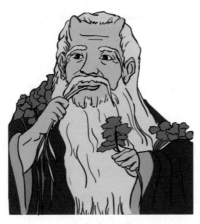

神农尝百草

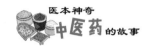

他最早教民用木材制作耒耜，开垦荒地，促进了农业的形成和发展。神农关爱百姓，他发现百姓深受疾病的困扰，于是亲身实践与探索，寻找可以食用和治病的植物。他每天都在寻找，哪些植物可以吃，哪些植物不能吃，哪些草能治病，哪些草有毒；在这个过程中，他品尝药物的性味，体会药物的功效。在尝试的过程中，神农不断中毒，又不断寻找能够解毒的药物。据说，他在一天之内曾经中毒70多次……由此可见，神农并不是特指哪一个人，他是千万医学开拓者们辨识和积累药物知识的缩影。在口口相传的过程中，人们把许多医学探索者的贡献集中在神农的身上，通过"神农尝百草"的故事，讲述先民们探索药物的艰辛过程。

你知道吗？动物为人类做出了巨大贡献。

动物和人类有着密不可分的关系。人类的生活离不开丰富的动物资源，动物是大自然赐给人类的物质宝藏。动物不仅能为人类提供肉、蛋、皮毛等生活物资，一些动物还为人类提供药材。人类在未能使用火之前，只能生食，随着火的使用普及，动物肉逐渐成为人类的主要食品来源之一，人类对各种动物有了更加深入的了解。人类发现，动物的身体组织、器官、腺体、体液、分泌物，如皮、骨、角、甲和胎盘等，经过加工后能够对人的疾病有一定的治疗作用，如牛黄、蝎子、蟾酥、斑蝥、海马、蕲蛇等。于是，动物类药物逐渐成为中药的组成部分。尤其是渔猎和畜牧的发展，为人类提供了更多动物类药物的知识。动物是人类的朋友，在合理利用动物药用资源的同时，我们应该有效地保护动物、关爱动物。

你知道吗？石头有时也是一种药物。

除了植物药和动物药以外，一些矿物也被当作药物。根据矿物药的来源、加工方法以及原料性质的不同，矿物药又分为天然矿物药、矿物加工药材及动物化石三大类。人类是如何发现矿物药的呢？在原始社会后期，人类发现了一些天然形成的矿物，包括天然硫黄、天然火硝、天然盐块等，这些矿物质不必经过冶炼熬制，就可以治疗一些疾病，如硫黄能杀虫、火硝能止痛、盐水能明目。随着生产技术的发展，人类开始尝试一些开采活动，由此进入了采矿和冶炼的时代。在开采和冶炼金属的活动中，人类逐渐认识到不同金属的属性，通过反复摸索与实践，逐渐掌握了金、银、铅、汞等金属的性质。由此，药物学在发展中也增加了矿物药的知识。

 小贴士

《神农本草经》是中国已知最早的本草学专著，共记载药物365种，该书是对我国早期临床用药经验的第一次系统总结，被誉为传统中药的经典著作。

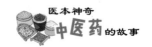

3. 文明之路

钻木取火，是人类走向文明的第一步。

很久以前，每当夜晚来临，人类只能生活在黑暗中，野兽的吼叫声此起彼伏，凛冽的寒风中，人类只能蜷缩在一起，忍饥挨饿。在茹毛饮血、易被野兽偷袭的环境中，人类经常食不果腹，饱受疾病和外伤的困扰。

一次，闪电劈中树木，山林里突然燃起了一场大火，动物和人类四散而逃。大火熄灭后，林中有许多被烧死的动物。人类捡烧熟的动物以充饥，却惊奇地发现，经过火烧熟的肉很香，不仅比生肉好吃，还更容易咀嚼。从此，人类了解到火可以加工食物。此后，山林又一次燃起大火，人类不再惧怕，而是将即将燃尽的火种保存下来。夜晚，人类围坐在火堆旁边，看着燃烧的火焰，感到温暖舒适，以前因为受寒而产生的疼痛得到了缓解。原先经常出现在周围的野兽不见了，也听不到它们的嚎叫声。从此，人类开始保存火种，用火来取暖、驱赶野兽。

但是，火种经常会因不小心而熄灭，新的火种需要等到下一次山火的出现。这时候，族群中有一个年轻人，他开始寻找能够取火的方法。经过仔细观察，他发现啄木鸟在用嘴啄树的时候，偶尔树上会蹦出明亮的火花，他脑海里灵光一闪，立刻折了一些小树枝，用小树枝去钻大树枝，经过多次尝试，树枝上果然闪出火花。在他坚持不懈的努力下，大树枝终于冒出烟来，很快，火就燃起来了。从此，人类掌握了钻木取火的技术，再也不担心会失去火种。人们称赞这个年轻人，叫他"燧人氏"。

人类用火烧煮食物，从生食过渡到熟食，扩大了食物范围，而且熟食更容易咀嚼，减轻了口腔和胃肠道的负担，还能够更好地被消化吸收，促进了大脑和身体的发育；人类用火来取暖御寒，抵御寒冷带来的各种病痛；人类用火照明，防止野兽的侵袭，也学会了用火围猎野兽，增加食物来源，不再忍饥挨饿；人类用火烧裂岩石，烧制陶器，制造陶器和各种工具……火的使用，促进了人类体力和智力的整体发展。

居有定所，是人类稳定生活的开始。

远古时期，人类的生活非常艰难，凶猛的野兽时刻威胁着生命。起初，人类利用一些树洞，或者自然形成的洞穴躲避风

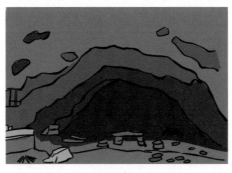

穴居

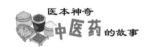

雨、严寒和野兽。在挑选洞穴时，人类会寻找那些更接近水源的地方，而且选取洞口位置比较高的地方，这样洞内比较干燥。之后，人类在生活中不断积累经验，逐步学会了使用工具，他们开始利用各种工具改善自己的居住条件。穴居比较阴暗潮湿，对人类的健康和活动多有妨碍，于是人类住所逐渐向半穴居发展，而后又发展成全部建在地面上的建筑。

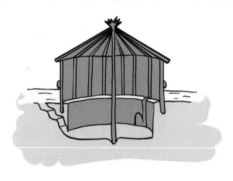

半地穴式建筑

随着居住条件的改善，人类开始在取暖、防潮、烧煮食物、透光、通风、储藏食物、饲养家畜等方面有所发展。居住环境的改善使人类的生活更加稳定，掌握了更多预防疾病和卫生保健的知识。

此外，人类还会根据不同的地理环境，修建不同形式的居所。如北方多采用土木结构的建筑形式，南方由于地势低洼、气候炎热、降雨频繁、蛇虫较多等特点，早期多是巢居，也就是把居所建在树上，后来发展成干栏建筑，以适应南方的环境。

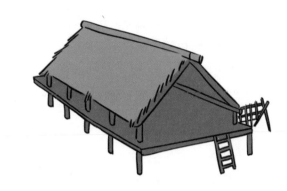

干栏式建筑

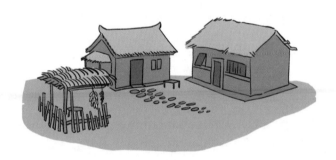

地面建筑

量体裁衣，是人类从蔽体御寒之需到衣着服饰的重要变化。

衣物对人类而言，不仅是一种生活方式，也是一种卫生标志。远古时期，人类在从猿到人的转变中出现通体脱毛的变化，浓密的体毛退化后，随之而来的问题就是如何御寒、如何保护皮肤。

为了预防蚊虫叮咬，人类随手将大树叶子披在身上，进行简单的遮挡。后来，人类发现一些柔软植物的表皮用水浸泡、

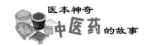

煎煮后，经过捶打去除杂质，能分离出很结实的纤维。将这些纤维进行简单编织，可以编织成自己需要的大小，做成更加合体的样式后就可以穿在身上。编织后的纤维比天然树叶更结实。尽管当时人类编织的衣物非常简单，但它已经改变了人类之前赤身裸体的原始状态。保护身体、防寒保暖，是原始卫生保健方面的一大进步。

随着气候的变化，植物衣物无法抵御严寒的冬季，原始人便将兽皮披在身上御寒，这样既提高了抵抗力，又可以保证寒冷的冬季也能够外出狩猎。由此可以看出，早期人类无论穿着的是禽羽兽皮，还是植物丝麻，都是出于保护身体、预防严寒的需求，卫生护体的作用强于装饰的意义。

随着人类文明的进步，人类逐渐产生了羞涩心理，衣物在保护身体的同时，主要还用来遮住性器官。人类在用兽皮或织物做衣服的同时，为了获得异性喜爱，或者为了彰显某种特殊的地位、表达某种情感，开始用珠子、贝壳等做装饰品。最简单的衣物逐渐发展为服饰用品，在实现卫生保健功能的同时，有了更丰富的内涵和功能。

 小贴士

　　导引是中医学的一个重要组成部分。我国的导引术源远流长，起源于自发产生的舞蹈动作。虽然原始舞蹈属于某种仪式性质的舞蹈，却在客观上对身心产生了积极作用，之后逐渐发展成医疗手段之一。

4. 早期的医学记忆

甲骨文是现存最早的成系统的汉字，它的发掘揭开了中国历史上尘封已久的商代往事。甲骨文中最早记载了商代人对疾病现象的描述、对疾病原因的分析以及祈求祛病避灾的方法等内容，是我国最早记录医学资料的档案。

什么是甲骨文？甲就是乌龟的甲壳；骨大多指牛骨，也有少数羊、猪、鹿以及其他动物的骨头，大部分是肩胛骨，又称扇子骨。人们把文字刻在龟甲和兽骨上，这些文字因此被称为甲骨文。

甲骨文大约产生于公元前14—前11世纪中期，也就是商代的后半期。商代盛行占卜，贵族们主要依靠占卜的结果来举行各种活动，或者做出各种重大决定，因此甲骨文记载了许多商代的重要史料。在占卜前，人们首先把龟甲或兽骨进行加工，将其打磨、压平，在甲骨的背面凿出一条条小长槽，再在槽边钻一个个比槽稍小一点圆形穴，但并不穿透。占卜的时候，巫师用火炙烤这些凿好的圆形穴，龟甲正面的相应部位就会出现不同形状的裂纹，叫作"卜兆""兆纹"。巫会根据卜兆的形状来判断所占卜的事情，并把占卜的结果刻在卜兆旁边。甲骨文大多是商代王室占卜活动的记录，内容涉及田猎、战争、年成、气候、疾病等很多方面，真实地反映了三千多年前

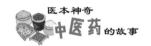

商代的社会面貌。

清光绪二十五年（公元1899年）秋，国子监有一位名叫王懿荣的官员，因得了疟疾，让家人去药店抓药。药买回来后，王懿荣无意间发现其中一味叫作"龙骨"的中药上有一些用刀刻画出来的、类似篆文的符号。王懿荣是当时著名的金石学家，凭着多年金石研究的经验和对古代汉字的熟悉，他意识到龙骨上的这些刀刻痕迹应该是早期的一种符号。他立刻派人去药店将所有的"龙骨"全部买走，并潜心研究"龙骨"上的符号。清末战乱背景下，这些甲骨片几经周折，被学者们购买、收藏、研究，最终由罗振玉和王国维等学者考证出这些甲骨上的"符号"是一种比钟鼎文、篆文更古老的文字——商代的甲骨文。

甲骨文的发现震惊世人！罗振玉在寻找这些甲骨的来历时，发现刻有大量甲骨文的"龙骨"来自河南安阳小屯村。当地农民在种地或盖房的时候，经常在地里刨出一些带有特殊符号的骨片，他们认为这些骨片就是中药里的"龙骨"，便以低价卖给药店，或者自己研成粉末，当作"刀尖药"来收敛疮口。最终，这些"龙骨"遇到了王懿荣，他使得甲骨文再现于世。

伴随甲骨文的出现，商代人对疾病的认识也被记录下来。商代统治者信奉鬼神，遇事都会用龟甲或兽骨来占卜吉凶并做出决定，生病时也会先进行占卜，所以甲骨文中有许多关于人

甲骨文中的"龋齿"

体和疾病的记载。

商代人认为，疾病就意味着需要躺下休息，在甲骨文中，用"𤕫"表示有人生病躺在床上。后来在小篆体中，这个字逐渐演变成"疒"，这就是"疒"的来历。而且，甲骨文中通常会把"𤕫"放在表示身体部位的字前面，来表述哪个部位不舒服。甲骨文中有"疒目""疒耳"等40多种描述疾病的名称。此外，甲骨文中也出现了个别表示特定疾病的专有字，如"𪘂"，表示龋齿，说明牙齿被一种看不到的虫吃掉了，人们想象出牙齿生虫的样子，创造了这个字。这也是世界医学史上有关龋齿的第一次记载。

人为什么会生病呢？商代人通过巫师向上天或祖先问卜。他们对疾病原因的认识比较简单，主要归结为天意所为，或是鬼神作祟。此外，商代人还相信疾病是由统治阶级内部，如王妃或王子蓄积蛊毒、相互伤害所致，甲骨文中有"𧐍"，也就是"蛊"字。因此，在治疗方式上，商代人主要通过祭祀，或者举行一些驱鬼的仪式来祈求上天，驱逐疫鬼。

殷商时期，农业得到迅速发展，商代人已经积累了非常丰富的草木知识。甲骨文中的"草"字就像刚破土萌发出两瓣叶子的嫩芽"艸"，是一棵小草的图画。甲骨文中还出现了一些可以入药的植物。例如，甲骨文中有"棗"字，学者认为，这个字就是"枣"。甲骨文中有以枣为药的记载，如"□□卜，宾贞：……疒，王秉枣"，商王武丁患病之后，卜问是否能以大

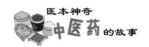
枣为药来治疗。

甲骨文是中国汉字体系的源头，历经数千年的演变而留存
至今，体现了中华文明的博大精深，也反映出殷商时期医学已
经出现早期的萌芽，尽管尚处于比较蒙昧的状态，但人们已经
开始认识到疾病的现象，并尝试对疾病进行探索和治疗。

甲骨文是现存最古老的一套体系较为成熟的汉字。最早
出土于河南省安阳市殷墟，是三千多年前人们用来占卜的
载体。

5. 医学制度的建立

商代甲骨文中，曾经出现"小疾臣"三个字，有人认为这
是我国所见最早的医学管理者的名称。随着人类社会的发展，
医学逐渐摆脱了巫术的羁绊，走上独立发展的道路。

《周礼》是一部记述周代官制的书。在《周礼》关于医官
的记载中，除总管医药政令医师外，医生还分为四类——食
医、疾医、疡医、兽医。

食医，主要负责周王室的日常饮食。周王平时吃什么？怎
么吃？这些都需要食医按照规定严格执行，以保证周王饮食的

营养、卫生和安全。比如，周王的饮食不仅要做到五味调和，还要根据季节的变化进行调整，春天饮食偏酸味，夏天饮食偏苦味，秋天饮食偏辛味，冬天饮食偏咸味，最后还要调和味道，令其口感更加柔和。饮食的搭配也有规矩，如牛肉配粳米，羊肉配黍米，猪肉配稷米，狗肉配粟米，鹅肉与麦相配，鱼与菰米相配。食物的温度也有一定的标准，饭类食物宜温，羹类食物宜热，酱类食物宜凉，饮用的酒浆宜冷。由此可见，周王的饮食非常讲究。一个合格的王室营养医生，需要做得十分细致。

疾医，主要负责治疗和调养万民的疾病。当时，凡是患有疾病的"民"，会被分派给不同的疾医治疗。一般情况下，对轻症患者，疾医会用五味、五谷、五药等类似食疗的方法予以治理调养；对重症患者，疾医要先观察他们的气色、精神、声音等，判断患者有没有治愈的希望，再配合脉诊探查其脏腑功能是否正常，最后做出诊断。当时，根据一年四季的变化，人们已经对常见的季节性疾病有一定的总结和认识，如春天易患头痛病，夏天易患痒癣等皮肤病，秋天易患疟疾及发寒发热等疾病，冬天易患咳嗽和气喘病。能够治愈的患者要进行治疗，未能治愈而死亡的患者，疾医要分别记载死亡的原因，上报给医师。

疡医，主要负责外科疾病的治疗。当时，外科疾病、皮肤科疾病以及外伤等，凡是造成皮肤破损的疾病，统称为"疮"。包括痈疽红肿的疮、溃烂化脓的疮、刀枪导致的外伤、跌打损

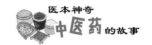

伤等。疡医需要辨别这些"疮"，掌握外敷药的剂量。凡是有疮口和外伤的"民"，都到疡医那儿治疗。疡医治疗疡疮，一般可以敷用五种烈性药物合成的药以祛除疡毒，同时还要开出内服的药物。用五谷调养身体，用五药治疗疡疮，用五味调节药力。药物的各种性味有不同的作用：酸味利于养骨，辛味利于养筋，咸味利于养脉，苦味利于调气，甜味利于养肉，滑腻利于通窍。由此可见，对于外科来说，当时也已积累了丰富的治疗经验。

兽医，主要负责治疗牲畜的各种疾病。兽医治病，一般先灌汤药，然后让牲畜行走，行走时也要控制其快慢。通过观察牲畜的活动，观察病症所在，然后对症治疗调养。治疗牲畜，主要通过灌药、刮削、敷药、调养、喂食等方法。未能治愈而死亡的家畜，要统计数目，作为兽医年终增减俸禄的依据。

周代医生不仅有详细的分工，还有相当严格的考核制度。当时，所有医生都要书写病历，每年年底，要对医生进行考核，按考核成绩的等级，发给食物和俸禄。等级有五：全部治愈的为上等，有十分之一没有治愈的为二等，十分之二没有治愈的为三等，十分之三没有治愈的为四等，十分之四没有治愈的为下等。这应该是我国最早的医学分科和医事管理制度。

我国历史上，最早的医院雏形也可以追溯到周代。齐国著名政治家管仲，他曾经在齐国都城临淄建立了一所"养病院"，这所"养病院"专门收容聋、盲、喑、哑、跛、病等人，将这些残疾人和重病患者等生活无法自理的人集中到此进行疗养。

周代的人也已经认识到环境卫生与疫病的传播有着密切的关系，设有专门管理清洁卫生的职官，负责除草、除虫、清洁水源等工作。如《周礼》中记载的"赤友氏"这个官职，就是负责清除墙屋害虫的。藏在墙角屋缝里的害虫如何清除呢？当时除了用蜃灰、木炭除湿，还用洒石灰的方式驱逐消灭害虫。

> 大夫，医生的别称。宋代专门成立翰林医官院掌医政医疗，其中的医官有"大夫"之称，如和安大夫、成和大夫、成安大夫、成全大夫、保安大夫等，"大夫"成为当时医官头衔的一种代称。此后，人们也称呼医生为"大夫"。
>
> 郎中，医生的别称。郎中本是官名，也叫"郎官"，是帝王侍从官的通称。战国始有，秦汉沿置，其职责主要是护卫、侍从、随时建议等。隋唐以后，多指六部各司官员。后来，南方方言称医生为郎中。

6. 典籍里的本草踪迹

中药，指中国传统的药物。其实，在西方医学传入中国之前，并没有"中药"的说法，"中药"叫法的出现是为了与"西药"区分。在古代，人们有时也会把"中药"叫作"本草"，是因为治疗疾病的药物以植物为最多。汉代，朝廷从民

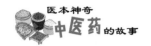
间招募各方面的人才，其中就包括擅长医药知识的人，并且专门设置了一个职位，就叫作"本草待诏"。

我国现存第一部药物学专著《神农本草经》就以"本草"命名。同时，由于神农尝百草的故事家喻户晓，为了表达对祖先的尊崇，人们便用神农命名此书。《神农本草经》是古代本草典籍的开端。书中一共记载了365种药物，其中大部分药物直到今天还在使用。书中对所载的每一味药物，都具体介绍了其药名、性味、有毒无毒、生长环境以及主要的功效，首次开创了本草学专著的编写体例，完成了本草学理论体系的构建。此后，在《神农本草经》的基础上，本草学的内容不断丰富，经过历代的传承、丰富，记载不断增多，最终形成中国的传统中药学——本草学。

南北朝时期，民间流传着一些本草典籍，这些典籍中记载了汉代至魏晋时期不同医家对药物的认识和经验。然而，由于中国地大物博，不同地域的医家对药物功效的记载存在不一样的地方，甚至对有些药物的记载还出现互相矛盾的观点。这种现象引起了一个人的关注，这个人就是陶弘景。陶弘景认为，书籍中对本草功效记载的混乱，对医学的发展非常不利。于是，他开始重新整理当时流传的本草典籍，最后仿照《神农本草经》的体例，整理出一本叫《名医别录》的书，这本书同样收录了365种药物。不仅如此，陶弘景最终将《神农本草经》和《名医别录》合在一起，并且对其中的内容进行了注释和补充，著成《本草经集注》一书。这本书共记载药物730种，不仅对南北朝以前的药物进行了总结，而且对本草知识进行了新的补充，使本草学得到了进一步发展。

唐代有一位熟悉医药的官员，叫苏敬。苏敬看到唐朝建立后，有一些传入中原的外来药物没有被记载，而且新药物的种类和数目在不断增加，于是，苏敬上书给皇帝，倡导由政府编写一部本草典籍。在政府的支持下，苏敬组建了一个20多人的编写班子，在陶弘景《本草经集注》的基础上重新编修本草著作。为了尽可能全面地记载本草的内容，政府动员了全国的力量，在各地派人调查、验证药物，药物的来源非常广泛。两年后《新修本草》编撰完成，它不仅是我国第一部由政府颁行的官修本草典籍，也是世界上第一部国家药典，比欧洲最早颁布的药典——《纽伦堡药典》早800多年。

到了宋代，本草典籍的编撰受到前所未有的关注，也得到了全面的发展。在北宋统治的百余年时间里，政府在唐代《新修本草》的基础上，对本草典籍进行了大规模的编修，先后修著了《开宝新详定本草》《嘉祐本草》与《本草图经》。各地药物经专家仔细研究，详录药物的历史、别名、性状、鉴别、采收、炮制、产地、功用等，并逐一画图撰文，把图文及药物标本从四面八方汇集到京城。当时，各交易场所和客商也受到征询，介绍外域药物进口的情况。当地还要将进口药物制成标本，密封送到京城，供绘图及编图参考使用。宋代官方主持编修本草典籍，再次重演了唐代大规模全国药物调查的壮观场面。

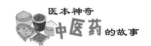

与此同时，宋代开始运用雕版印刷技术出版本草典籍，结束了手工传抄的方式，一定程度上保证了本草典籍流传过程中内容的延续性和严谨性。《本草图经》就是我国现存第一部版刻药物图谱，收集药物780种，绘图933幅。此后，医家唐慎微在前三部本草著作的基础上，编著《经史证类备急本草》（简称《证类本草》），该书载药1748种，引用大量前人典籍资料，补辑医方，是宋代本草学集大成之作，也是李时珍《本草纲目》问世以前的本草学研究范本。此书以全新的面貌把我国古代本草学推到了当时世界药学的最高水平。

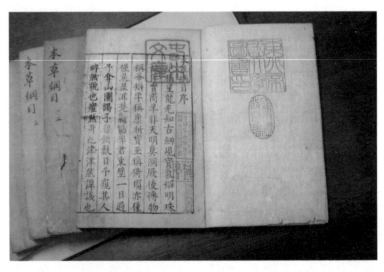

金陵本《本草纲目》，藏于日本东北大学

中国古代最著名的本草典籍，李时珍的《本草纲目》，就是以《证类本草》为蓝本编撰完成，为中国本草学写下了最光辉的一页。本草典籍从《神农本草经》记录365种药物开始，一直到《本草纲目》记录1892种药物，体现了我国古代医家在本草学发展中探索、传承、积累与完善的过程，为我们留下了丰厚的药物学财产。

小贴士

在雕版印刷术发明之前，书籍的流传主要靠手抄写，这类书籍叫作抄本，或称为写本。雕版印刷术发明以后，刻印而成的书叫作刻本。根据书籍刻印的主体又分为官刻本、家刻本、坊刻本。

第二章

气、阴阳与五行

1. 古人眼中的气

"天地有正气，杂然赋流形。下则为河岳，上则为日星。"

这是南宋大诗人、爱国英雄文天祥《正气歌》里的诗句。意思是天地之间有一种正气，靠这种正气万物生生不息，在大地表现为山川河岳，在天空表现为日月辰星。

那么在人身上表现为什么呢？接下来文天祥写道："于人曰浩然，沛乎塞苍冥。"气，在人间被称为浩然之气，充满了天地和寰宇。

"气"到底是什么？汉语里有天气、地气、人气、才气、运气、神气、朝气、风气……带"气"字的名词不胜枚举。

气，是中国传统哲学中的概念。古人认为气是客观存在的，是具有生命力的微细物质，是构成大自然和世间万物最基本的元素。

人作为万物之灵，自然也离不开"气"。每个人从出生起便拥有了呼吸功能，在呼气和吸气之间的洪亮啼哭，标志着生命的诞生。我们呼吸之间的气是最容易被感知到的，气还有很多无形的存在形式，文天祥所说的"正气"就是其一。正气在自然界，指的是四时的正常气候；在人体内，指的是防御、抵抗和再生的功能，是与邪气相对而言的；而在精神、意志、品质方面，指的是光明正大的作风或浩然刚正的气节。

人体内还有很多种与健康相关的"气"。按照生成及功能可以分为元气、宗气、营气和卫气四种，这是构成人体和维持人体生命活动的物质基础，人体一时一刻都不能离开。

元气又名"真气"，是人体各种气的"元帅"，是生命活动的原动力。元气的作用是统率全身所有的"气"。元气充沛，各脏腑之气就强盛协调，人体抗病能力就强；如果失去了元气的统率，则群龙无首，人体内就会气机紊乱，容易得病。

宗气来源于人的呼吸，是由肺吸入的自然界清气和脾胃运化的水谷精气结合而成。宗气的主要功能是行呼吸和行气血，所以语言、声音、呼吸的强弱，气血运行正常与否，均与宗气的盛衰有关。

卫气是水谷精微（饮食中获取的营养物质经运化而形成的精纯微小部分，此处指精气）的剽悍部分，像边防军一样坚守在人的体表，可防止外来病邪入侵。卫气能保卫人体，控制汗孔开合，调节体温，属于阳气的一部分，也有"卫阳"之称。

营气，又叫作"营阴"，是由水谷精微化生的精气。它分

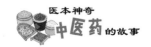

布于脉管之中，主要功能是化生血液、营养人体。营气与血同行于脉中，有着不可分离的密切关系，故常"营血"并称。

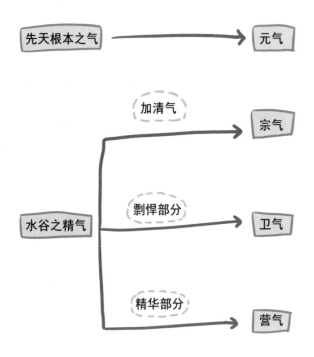

我们的生活，要有"生气"，但不要"生气"，这是为什么呢？

第一个"生气"是个名词，指活力、生命力。清代龚自珍有诗句："九州生气恃风雷，万马齐喑究可哀。我劝天公重抖擞，不拘一格降人才。"这里的生气就是生机勃勃的意思。在我们的身体里，"生气"代表充沛旺盛的精力、蓬勃发展的动力、积极向上的精神。这个气，相当于上面讲到的"元气"，是人体生命活动的原动力。

第二个"生气"是个动词，指发怒。生气本来是七情六欲中的一种，偶尔生气没什么大碍，只要能得到适当的调节，就不会影响身体健康。气在我们的身体里，本应各行其道，各司其职；一旦道路不通，气会停聚下来，堵在身体里，就会胸闷胀痛；停下来的气找不到出路，就会窜到不该去的地方。比如发怒，就是气沿着肝经往上跑了。中医理论中，肝经上行于巅顶，是指头顶最高点百会穴的位置。平常我们说的"怒发冲冠"就是如此。经常生气，或者大怒难以控制，气会一次次向上冲，这就是中医讲的"怒则气上"。

☀ 小贴士

人体内的气有五大功能。一是推动功能，指的是气能促进人体的生长，能推动血液和津液的运行。二是温煦作用，指的是保持体温的稳定，以及各组织器官的正常生理活动。三是防御功能，即像卫兵一样抵抗邪气的侵袭。四是固摄功能，指的是气像闸门一样防止血液、津液等液态物质损失。五是气化功能，是指气通过运动产生各种变化，主导新陈代谢和能量的转化过程。

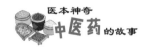
2. 阴阳从何而来?

在广袤的中华大地上，我们的祖先望向东升的太阳，感受着阳光的温暖；在九曲黄河边，我们的祖先望向水中月亮的倒影，品味着夜晚的宁静。自从人类有了思想，就一直在观察自然，探索着自然的规律。天、地、日、月，这些都是什么？它们从何而来，又是如何存在和运转的呢？

在中国的创世神话中，天地还没有诞生时，宇宙像个大鸡蛋一样密不透光。盘古就在这漆黑的壳子里，睡了一万八千年。这天他突然醒来，发现四周什么都看不见，于是拔下一颗牙齿，牙齿变成了威力巨大的神斧，他抡起来朝着前方的黑暗猛劈过去。这一劈可不得了，只听得山崩地裂一声巨响，"大

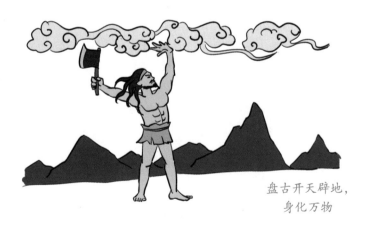

盘古开天辟地，
身化万物

鸡蛋"裂开了。一些轻而清的叫作阳的物质，慢慢上升变成了天；另一些重而浊的叫作阴的物质，则慢慢下沉变成了地。天地刚分开，盘古怕它们再合拢上，于是头顶着天，脚踩着地，不敢挪动一步。自那以后，天每日升高一丈，地也每日加厚一丈。盘古顶天立地，坚持了一万八千年，终于使天地都变得非常牢固，而他也因劳累不堪而倒下了。

盘古临死前，嘴里呼出的气变成了风和云；声音变成了天空的雷霆；左眼变成了太阳，右眼变成了月亮；手足和身躯，变成了四方大地和高山；血液变成了江河，筋脉变成了道路；头发和胡须，变成了天上的星星；皮肤和汗毛，变成了草地林木；肌肉变成了沃土；牙齿和骨骼，变成了闪光的金属、坚石和其他珍宝；身上的汗水，也变成了雨露和甘霖。伟大的盘古用自己的身体造就了一个美丽的世界。

我国古代很早就有了天阳、地阴的说法，《黄帝内经》中有"天为阳，地为阴，日为阳，月为阴"之说；中国很多地名中都有"阴"或"阳"字，如信阳、岳阳、平阴、山阴；没有太阳的天气我们叫作"阴天"；民间讲的农历也被叫作"阴历"……中国人把阴阳的概念运用到了生活的各个方面。

什么是阴？什么是阳？阴阳的最初涵义与地形有关，山南为阳，山北为阴，二字为相对之意，后来涵义逐渐延伸，作为古代哲学概念，代表宇宙中物质和人事的两大对立面，有了"天地之变，阴阳之化"之说。就天体而言，日为阳，月为阴；从昼夜来说，白天为阳，夜晚为阴；从水火来分，火为阳，水

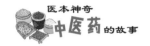

水与火、日与月、昼与夜

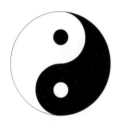

阴阳太极图

为阴；从寒热来分，温热为阳，寒凉为阴。

我们的祖先，发现阴阳可以代表一切事物最基本的对立关系，它是万物运动变化的本源，是人类认识事物的基本法则。阴阳的概念源自古代中国人的自然观，也是中国传统哲学的重要基础。

古人观察各种自然现象，然后把阴阳的概念引申到对于人体的认识上，中医的阴阳学说也就在这个基础上形成了。

小贴士

"阴阳鱼"指的是我们常称为"太极图"的圆形黑白图案，看起来就像是一黑一白两条头尾相衔的小鱼。"黑鱼""白鱼"颜色截然相反，又统一在一个圆圈之中，连接在一起，表示任何看起来矛盾对立的双方也都是相互依存的。"小白鱼"在顺时针方向上由细到粗，逐渐"长大"，象征着事物发展是一个由小到大、由弱到强的渐进过程。当它

"长"到最粗时，"黑眼睛"出现了，"小黑鱼"也开始生长，这也表示了"你中有我，我中有你"的含义。

3. 五行里的关系

"一二三四五，金木水火土。天地分上下，日月照今古。"

这是小学一年级上学期统编语文教材的课文，题目就叫"金木水火土"。刚走进小学校园的孩子们，在入学的第一周里就会学习"金木水火土"。为什么这五个字，会与天地、古今、日月一起，被写在语文教材的开篇里呢？

"金木水火土"，通常被称为"五行"，是古人在生活中形成的概念，也是中国古代思想家用以解释世间万物形成的五种物质，它们之间存在相生相克的关系。

《尚书》是大约3000年前的一本书，书中《洪范》篇记载："五行。一曰水，二曰火，三曰木，四曰金，五曰土。水曰润下，火曰炎上，木曰曲直，金曰从革，土爱稼穑。"

木，可以代表一切植物，如花草树木、庄稼等。古人称"木曰曲直"，指树木的生长形态可曲可直，表示木具有伸展生发、形态可变的性质。

火，即燃烧之火。古人称"火曰炎上"，是说火燃烧时向上，具有燥热、上升的特性。

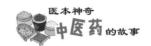

土，指土地。古人称"土爱稼穑"，是说在土地上可以种植和收获农作物，土有使物生长的特性。我们的主食粮食来自土地，故有"土为万物之母"之说。

金，代表金、银、铜、铁、锡等金属。古人称"金曰从革"，是说金属可以被铸成各种形状的器具，表示金属具有改变形态的性质。

水，即流动之水。古人称"水曰润下"，是说水具有滋润万物和向下流动的特性。

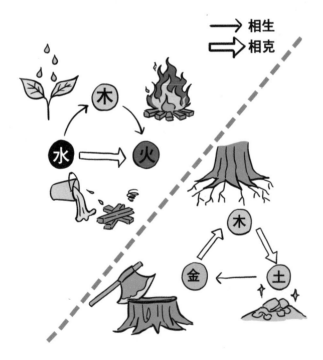

自然界中的"五行生克"

我们的祖先用五行的特性将世间万物分为五类，加以辨别和利用，涉及各个领域。北京中山公园社稷坛，是明清两代皇帝祭祀土地神和谷神的地方。社稷坛中，最引人注目的是由各地进贡而来的"五色土"。青、赤、黄、白、黑，分别对应东、南、中、西、北五方，也分别象征木、火、土、金、水五行，代表整个中国。这正体现了在中国传统文化中，五行学说占有重要地位。《西游记》中，齐天大圣孙悟空大闹天宫，无所不能，却逃不出"五行山"，可见这五行的概念和意义，植根于中国人的思想中。

通常民间都说"金木水火土"，但学中医的人说五行的顺序却是"木火土金水"，这有什么特殊含义吗？

"木火土金水"是按照五行相生的顺序排列的，前后两种

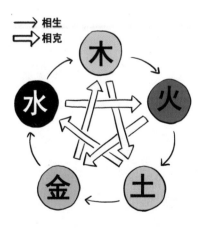

五行相生相克关系图

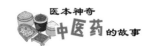
物质之间的关系被称为"母子关系"。春季是树木等植物生长的季节，也是阳气生发的季节，一年之计在于春，因此木在季节中对应的是春季；先民们发明了钻木取火，以树木干柴作为燃料可以生火，所以形成木生火的概念；火能焚烧很多事物，最终焚烧的物质化为尘土，所以火生土；金属矿藏多是在山上或泥土石块之中，经冶炼后提取出金属物质，所以土生金；金属熔化后又形成了液体，所以金生水；水的灌溉滋润促进了植物的生长，树木欣欣向荣，所以水生木。这五种物质之间相互滋生，息息相关。

除相生关系外，五行还可以按"木土水火金"的顺序依次"相克"。

树木要从土壤中获得营养，植物生长而土地失去养分，因此木是土的克星；"兵来将挡，水来土掩"，洪水来临时，堆上一袋袋的泥土，保护堤坝、农田和房屋，这就是土克水；"水火不容"，水可以把火浇灭，所以水克火；金属虽然很坚固，但高温能够使金属熔化，因此火克金；金属做的斧头可以把树砍倒，因此金克木。这五种物质之间相互克制，保持一定的平衡。

小贴士

　　五行的概念被我们的祖先运用到了生活中的方方面面，就像下面表格中描述的：

五行与自然、人体对应表

自然界						五	人体						
五化	五方	五季	五气	五色	五味	五音	行	五脏	五腑	五官	五荣	五液	五声	情志
生	东	春	风	青	酸	角	木	肝	胆	目	爪	泪	呼	怒
长	南	夏	暑	赤	苦	微	火	心	小肠	舌	面	汗	笑	喜
化	中	长夏	湿	黄	甘	宫	土	脾	胃	口	唇	涎	歌	思
收	西	秋	燥	白	辛	商	金	肺	大肠	鼻	毛	涕	哭	忧
藏	北	冬	寒	黑	咸	羽	水	肾	膀胱	耳	发	唾	呻	恐

4. 中医整体观

成语"盲人摸象"讲述了一个发人深思的小故事。有几个盲人，想知道大象究竟长什么模样，就一起去摸。第一个盲人先摸到了大象的牙齿，他说："我知道了，大象就像一个又大又粗的萝卜。"第二个盲人摸到大象的耳朵，他说："不对，大象明明像一把大蒲扇！"第三个盲人摸到了大

盲人摸象

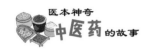

象的腿，他说："大象只是根大柱子。"第四个盲人爬到了大象背上，他说："大象就像一张平坦的床。"第五个盲人正好走到了大象身后，抓到了大象的尾巴："大象不就像根绳子吗？"后来，人们用成语"盲人摸象"比喻对事物的观察不全面，看问题以偏概全。

医疗体验中，人们也常以"头痛医头，脚痛医脚"来评价一些不全面的治疗方法。只关注到疾病的一个表现，而不顾及其他细微的症状和变化，对患者的观察无异于盲人摸象。

那么面对复杂的人体，中医学是应用什么理论把上下内外的各种表现归纳起来，分析出统一病机呢？这就是"整体观"。整体观来源于中国古代的哲学思想，总的来说包括两大部分。

一方面，古人认为人体是一个有机的整体，人体的各个组成部分都是相互联系、相互作用的，每一个组织和器官都有自己的功能，只有各个器官之间相互配合，才能完成各种生理功能。因此，人体一旦发生疾病，也不是单一脏腑的病变，脏腑之间会相互影响。体表的病变可以影响脏腑，脏腑的病变也可以反映在体表；局部病变可以影响全身，全身的病变也可以从某些细微的局部反映出来；精神刺激可以影响躯体的功能，躯体的病变也可以影响情志活动的变化。所以，没有哪一个病是完全"独立"的，哪怕只是脸上长了几个"痘痘"，也是全身寒热虚实在局部的表现。

比如，中国人常说的"上火"，这个"火"在全身不同系统就有各式各样的反应。以"胃火"为例，在上可以是口疮、

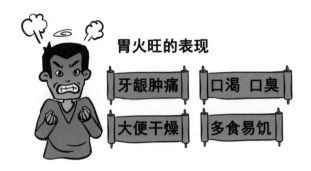

牙龈肿痛；在中可以是胃里灼痛、消谷善饥（总感觉饿且吃得很多）；在下可以是小便黄、大便干硬难出。而在用了一个清胃火的中药方之后，患者会发现牙龈不肿了、胃口正常了、大便也通了……症状表现在外、在局部，但究其病机却要考虑到内部脏腑和全身。治疗同样是发自局部，效在整体，这正是中医整体观的体现。

另一方面，人体与自然环境是一个有机的整体。古人把人与自然的关系称为"天人合一"。"天人合一"源自中国古代的哲学思想。"天"指的是宇宙自然，"人"指人体人事。"天人合一"思想认为，人和自然界在本质上是相通的，所以一切人事应该顺应自然规律，实现人与自然之间的和谐。

古人遵循"日出而作，日落而息"的生活方式，就是太阳升起时开始劳动，太阳下山后回家休息。从阴阳学说角度来看，随着太阳升起，自然界的阳气逐渐旺盛，太阳提供的热量与光线为人类劳动提供了基本条件；而人体也有自己的"小宇

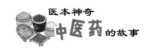
宙"，人体内的"小太阳"——阳气接收到自然界太阳发来的信号，也就兴奋起来，唤醒身体去劳动和锻炼。所以白天是阳气主导的时段，是人体能量释放的过程。通过劳动，人类获得维持生活的劳动成果。随着太阳下山，自然界的阳气逐渐变弱，光线变暗，温度也随之下降，逐渐进入阴气主导的夜晚；人体内的"小太阳"感应到这一变化，也要去休息了，所以人们安静下来，通过休息和睡眠补充白天劳动过程中消耗的能量，为第二天的劳动储备能量。

 小贴士

> 如果平时饮食不节，嗜好辛辣、油腻食物，就容易胃火炽盛，出现牙龈肿痛、口臭、便秘等症状。可以食用苦味的食物泻胃火，最常见的就是苦瓜，此外野菜粥、绿豆粥等也有清热泻火的作用。

5. 身体小王国

说起五脏，心、肺、脾、肝、肾，这五个字有什么特点？

是的，除了"心"以外，都有"月"字旁，而"月"字旁在这里代表了与肉体有关。为什么"心"字没有月字旁呢？难道人心不是肉长的吗？

　　汉字的"六书"，也就是造字方法，包括象形、指事、会意、形声、转注、假借六种。肝、脾、肺、肾都是形声字，"月"字旁是为了强调这是我们身体上的器官；而心是一个象形字，甲骨文中写作"♡"，小篆写作♡，一看就是心脏的样子，也就不需要再用"月"字旁来示形了。在甲骨文中，五脏名称只发现了心字，这表明商代人已经对人体的内脏器官有了某些认识。

　　"天人合一"是中医整体观的思想来源之一，人和自然、人和社会都可以被看成是一个整体，人体也可以被视为一个"小宇宙"，一个"小王国"。在《黄帝内经》中有一个"封官榜"，给五脏都安排了重要的工作，让它们各司其职，管理身体这个"小王国"。其中，心的地位是最高的，被称为"君主之官"，是身体"小王国"的最高统治者。

　　心最重要的功能是主血脉。《黄帝内经》明确了人的血脉都是由心来主导的，心就像一个辛勤工作、日夜不歇的大泵，把血送到全身各个器官组织。《黄帝内经》也提出了"血液循环"，即血液在脉管内"流行不止，环周不休"，内及于脏腑，外布于肌肉。西方医学体系中，公元2世纪，罗马医学只认识到血液像潮水，并不知道循环；13世纪，阿拉伯医学开始认识到血液小循环；1628年，英国医生哈维才提出了现代所讲的血液循环学说。《黄帝内经》对动脉、静脉亦有一定的认识，提到了血有"出而射者"，即压力大能够喷射的动脉血；血"黑

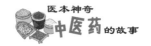

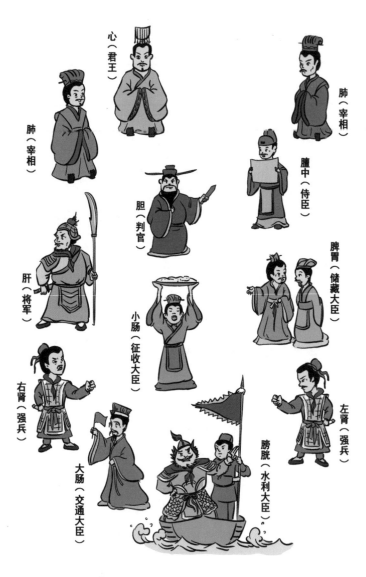

心（君王）

肺（宰相）

肺（宰相）

膻中（侍臣）

胆（判官）

脾胃（储藏大臣）

肝（将军）

小肠（征收大臣）

右肾（强兵）

左肾（强兵）

大肠（交通大臣）

膀胱（水利大臣）

身体"小王国"里的"君臣"

而浊者"，即颜色偏深的静脉血。中医理论认为，心统率各个脏器，共同维持人的生命活动；"主不明则十二官危"，如果心发生病变，则其他脏腑的生理活动也会紊乱而产生各种疾病。因此，以"君主之官"比喻心的重要作用与地位，肯定了心在五脏六腑中的重要性。

国王有了，重要的大臣要如何任命呢？

《黄帝内经》给肺封了个一人之下、万人之上的大官——"相傅之官"。相傅，也就是宰相和太傅，要制订工作计划，对全国的事务进行治理和调节。肺作为身体里的"相傅"，主治节，调控人体生命活动中的各种周期和节律。中医理论里，肺还主一身之气。提到气，我们自然首先想到呼吸。中医认为，肺主气，司呼吸。呼吸是我们万万离不了的。肺一旦停止吐故纳新，生命也就结束了。在脏腑中，肺所处的自然位置最高，因此还有另一个称谓叫"华盖"，就是古代皇帝头顶的黄伞，以比喻它遮盖和保护心脏的功能。

文官之首有了，全国的兵马大元帅又是谁呢？《黄帝内经》封的"将军之官"是肝。肝的主要功能是"疏泄"。疏是疏通，泄是开泄，是指肝通过调畅全身气机，使"王国"上下各安其所、各司其职，这样才能外御强敌，内平动乱，上下协调，来保卫"王国"的安宁。肝的功能正常，气机调畅，人的心情就开朗乐观。而肝这个将军虽勇猛善战，但也冲动好斗，一遇到不顺心的事就"拍案而起"，所以我们形容一个人生气，会说"大动肝火"。握着兵权的将军不好管，有时候连皇帝的圣旨都

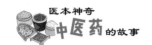
不听，即所谓"将在外，君命有所不受"，所以肝火可以扰心神。在身体里，肝火犯肺，会致咳嗽甚至咯血。这就好比武官不服文官，就像战国时期赵国名将廉颇（将军）不服蔺相如（宰相）。幸好后来"将相和"，廉颇"负荆请罪"，才保证了国家的安全。

中医理论中有两个"本"——肾为先天之本，脾胃为后天之本。《黄帝内经》中说："肾者，作强之官。"中医认为，肾为先天之本，就像王国宝库的大总管，祖传的宝物"先天之精"都在里面藏着，作为王国发展的启动资金。当人体生长发育到一定阶段，肾藏的"精"充盛到一定程度时，就会产生一种叫"天癸"的物质，维持男女生殖机能，人体也就进入了青春期发育阶段。肾气充足，说明先天遗传基因好，身体健康，不易得病，在古代当然就是多福多寿了。

那么先天条件不好，就注定多病早夭了吗？当然不是，我们还有后天之本——脾胃来保驾护航。《黄帝内经》中说："脾胃者，仓廪之官。"意思是脾胃管理粮仓，我们吃下的东西都由它转化为人体需要的物质。脾胃受损，消化、吸收功能就会出现障碍，身体健康也会受到影响。人体素质若先天不足，可以通过后天调养来补足，同样可以延年益寿。但如果先天基础好，却不注意生活方式，比如胡吃海塞、熬夜玩闹，照样难以维持健康。古代农业社会中，粮食就是国家最重要的物资，脾胃如同管理粮仓的大臣；而在现代社会里，脾胃更像是能源部的部长。脾胃为生命活动提供基本的能量，所以有经验的中医在使用药性峻烈的药物时，都会想着保护脾胃这个"生命之本"，这就是"有一分胃气就有一分生机"的道理。

　　我们常说"五脏六腑"。五脏是心肺脾肝肾，那六腑又是什么呢？六腑包括胆、胃、小肠、大肠、膀胱、三焦。六腑是接受、容纳、运输、传化水谷的。饮食物入胃，经胃的消化腐熟，下移小肠；小肠进一步消化，分清泌浊，吸收其中的精微物质；大肠接受小肠中的食物残渣，吸收水分，将糟粕燥化后排出体外，成为粪便。在饮食物消化、吸收过程中，胆排泄胆汁入小肠，以助消化；膀胱主要功能为贮存和排泄尿液；而三焦主持诸气，推动了传化功能的正常进行。

6. 津液与血液

　　津液包括各脏腑组织器官的内在体液及正常的分泌物。津液是液体，当然以水为主体，但比水的营养和功能丰富得多。

　　津液是有"内容"的水，是构成人体和维持人体生命活动的基本物质之一。它既有水的滋润作用，可以润泽皮毛、肌肤、眼、鼻、口腔，也有濡养的作用，就是营养内脏、骨髓等器官。

　　津和液虽常被放在一起说，但实际上二字各有内涵。简单

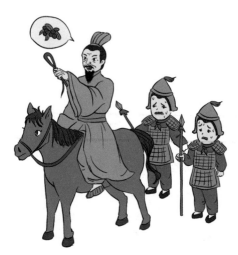

望梅止渴

地说，质地较清稀、流动性较大、起滋润作用的，称为津，比如"望梅止渴"故事中，口中生的就是津；质地较浓稠、流动性较小、起濡养作用的，称为液，比如脑脊液就属于液。津和液都依靠从饮食中获得的营养，再由人体器官经过复杂的吸收转化而形成。所以及时补充水分很重要，但是光靠多喝水，可达不到补津液的目的。比如在腹泻之后，我们要用"补液盐"冲水喝，就是因为津液受到了损伤。这"补液盐"里面，含有葡萄糖、氯化钠、氯化钾、碳酸氢钠等，可以调节肠道里水和电解质的代谢平衡。没有"补液盐"的话，也可以用一点食盐和白糖冲水喝。

　　津液是机体一切正常水液的总称——注意，是"正常"的水液。疾病状态下津液不正常了，成了身体的"叛徒"，会停聚在体内形成病理产物，叫作"痰饮水湿"。

津液和血液都是液，二者又有什么不同呢？

血液也是构成人体和维持人体生命活动的基本物质之一。中医学理论认为，血来自人体摄入的饮食，经脾胃消化吸收转变生成，因此说脾胃是气血生化之源，这一点与津液是相同的。血

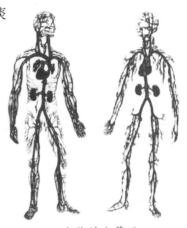

人体的血管网

在血管中循行，周而复始，如环无端。血管就像身体上密布的铁路网线，红色的小火车一刻不停地往来穿梭，把营养送到全身。《黄帝内经》中有"肝受血而能视，足受血而能步，掌受血而能握，指受血而能摄"的说法，就是说各种功能都离不开血。血的濡养作用正常，则人体面色红润、肌肉壮实、肌肤丰腴、头发黑亮。当血的濡养作用减弱时，脏腑功能低下，就会出现面色萎黄、肌肤干燥、头发枯黄、肢体麻木。

中医学有"气为血之帅，血为气之母"的说法。帅，即统率之义，"气为血之帅"就相当于说血液的运行必须依赖气的推动作用，气是血液小火车的发动机；若发动机动力不足，火车就会变慢甚至停下来，也就是中医说的气虚推动无力，则血行迟缓或停滞。"血为气之母"就是说发动机必须安装在小火车上才能发挥作用，如果连火车都没有了，发动机自然就没有

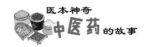

用武之地了。气对津液的推动作用，与对血液是一样的。

血液和津液在生理上的关系，可以概括为"津血同源"。二者都由水谷精微所化生，都依赖于脾胃的消化吸收功能。津液与血液之间可以相互转化，运行于脉外的津液渗入脉内，便成为血液的一部分；运行于脉内的血液，其水液部分渗出脉外，便成为脉外津液的一部分。两者相互依存、相互转化，缺一不可。

　　望梅止渴的故事大家耳熟能详，那故事中"甘酸可以解渴"的梅，指的是什么梅呢？经合理推想，应该是青梅。用青梅可以制成中药里的一味药材——乌梅。一般在夏季梅子果实接近成熟时采收，低温烘干后闷成黑色。乌梅性味酸，能生津止渴、收敛固涩，可以治疗久咳、久泄。

第三章

中国医学史上的先行者

1. 最早的民间医生

春秋战国时期，有一位长期在民间行医的医生，他经过邯郸时，听闻这里的妇人患病较多，便做了妇科医生，为妇人们诊病；经过洛阳时，听闻这里的人敬重老人，便开始专门治疗耳聋眼花等老年疾病；经过咸阳时，得知这里的人重视儿童的健康，他又成了一名儿科医生……他走到哪里，就根据当地的情况，为人们看病，给各处带来喜讯和安康，就好像是一只翩翩飞舞的喜鹊。人们称他为"扁鹊"。

扁鹊原本是渤海郡人，叫秦越人。年少时他在一家客栈当主管，与一位叫长桑君的客人交好。扁鹊认为长桑君与一般人不同，平时对他十分恭敬。一日，长桑君请扁鹊一起吃饭，闲聊中悄悄对扁鹊说："我有秘传的医方，想把它传给你，你不要泄露出去。"扁鹊大喜，说："好，我一定照您说的做！"在长桑君的指点下，扁鹊学会了医术，自此便开始走南闯北，到

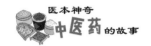
各地行医。由于医术精湛，受到了大家的喜爱和尊重。西汉著名史学家司马迁在《史记》中专门为扁鹊写了一篇传记，里面记载了扁鹊周游列国治病疗疾的故事。

一次，扁鹊行至虢国，看到很多人都在哭泣，原来是虢国的太子得急病死了。此时，扁鹊在城门遇到中庶子。中庶子是虢太子身边的侍从官，正为办理太子的丧事而忙碌。扁鹊一把拉住中庶子，想进一步了解太子的事情。中庶子悲伤地说："太子一早起来还好好的，突然就倒地不起，暴毙而亡！"扁鹊觉得有些蹊跷，便对中庶子说："太子应该只是昏厥了，也许还有救！"见中庶子面露迟疑，扁鹊又说："你可以去太子那里看一下，如果你能摸到他的大腿内侧尚有余温，就应该还有救！"中庶子虽然怀疑，但是看扁鹊说得十分肯定，便跑回去查看。果然太子大腿内侧还有温热，中庶子不禁目瞪口呆，赶紧将扁鹊所言通报给虢国的国君。国君立刻亲自到城门处请扁鹊前去就诊。扁鹊给虢国太子仔细检查、诊脉后，用针石刺太子的三阳五会诸穴，促使太子苏醒。又叫弟子制作药贴，在太子两肋下用药进行热敷，不一会儿，太子竟然坐了起来。此后又让太子接连服用二十天汤药进行调理，虢太子竟然完全恢复了健康。此后，扁鹊有"起死回生"之术的说法便流传开来！然而，扁鹊对此非常谦虚，他告诉大家，他并非能把死去的人救活，而是患者根本就没有真正地死去。作为一名医生，首先要辨证仔细，观察患者的情况，再运用适当的方法治疗，这才是虢太子能"起死回生"的关键。

扁鹊不只是医术精湛，而且医德高尚。当时，巫术在民间十分盛行，阻碍了医学的发展。扁鹊对此非常痛恨，他提出了"六不治"的医学规范，其中就有"信巫不信医"者，扁鹊认为一个只相信巫术不信医道的人，病是治不好的。此外，依仗权势、骄横跋扈的人，暴饮暴食、饮食无常的人，贪图钱财、不顾性命的人，身体虚弱、不能服药的人，以及病情过重、深入骨髓的人，都属于无法医治的对象。也就是说，疾病与一个人长期的饮食习惯、生活方式息息相关。疾病能否治好，需要医患之间建立信任、互相尊重，同时还要患者改变不良的生活方式，积极配合治疗。

在云游各国、为百姓看病的过程中，扁鹊积累了丰富的医疗经验，同时还名扬天下，在百姓中享有很高的声望，但是，这也使他遭到了一些无耻之徒的嫉恨。秦国有个太医李醯，他的医术并不怎么高明，但很擅长溜须拍马，非常受秦王宠信。后来，扁鹊行至秦国，被秦王请去看病，李醯自知技不如扁

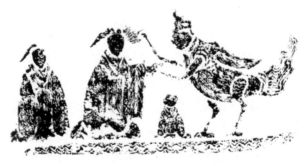

东汉画像石"扁鹊行针图"

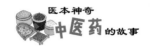

鹊，担心扁鹊会影响自己的地位，于是便派人把扁鹊毒害了。

扁鹊死后，作为我国历史上第一位有正式传记的民间医生，他的故事广为流传。相传《难经》一书也是扁鹊所撰。扁鹊在总结前人医疗经验的基础上创造出"望闻问切"的中医诊断方法，对中医药学的发展做出了杰出的贡献。

小贴士

扁鹊被认为是中医诊断方法的创始者。中医诊断方法包括望、闻、问、切四诊。望，指观气色；闻，指听声息；问，指询问症状；切，指摸脉象。四诊是中医治疗必需的步骤。

2. "医圣"张仲景

饺子是中国的传统美食之一，也是民间迎宾待客最常见的佳肴。据民间传说，饺子是中国古代的"医圣"张仲景发明的。有一年冬天，寒风刺骨，张仲景从外面行医回家，看到一些穷人生了冻疮，好多人连耳朵都被冻烂了。张仲景将羊肉和一些祛寒的药物放在锅里煮，熟了以后捞出来切碎，用面皮包成耳朵的样子，再下锅用原汤将包好馅料的面皮煮熟。因为它形似耳朵，又能暖身祛寒，防止耳朵冻烂，张仲景便取名为"娇耳"。人们吃了"娇耳"，喝了汤，浑身发暖，两耳生热，冻裂的耳朵也慢慢好了。传说这就是饺子的最初来历。其实，关于饺子的传说还有很多，但不论传说如何，能在冬天吃上一口热腾腾的饺子，确实又暖和又舒服，有发汗祛寒的作用。

张仲景生活在东汉末年，那个时候气候异常寒冷，人们经常因为感受寒邪而生病。再加上连年不断的战乱，从黄巾军起义到董卓之乱，百姓流离失所。频繁的人口流动造成传染性的疾病广泛流行。张仲景原本出生在一个人丁兴旺的大家族，全族有200余人，但是在不到十年间，家族中三分之二的人都死于流行性伤寒病。见此情形，张仲景十分伤感，在悲叹家族不幸的同时，为挽救更多的百姓，张仲景决定深入研究流行性疾病，避免更多人遭遇与自己家族同样的命运。

为了学习医学，张仲景拜同族的医者张伯祖为师，在刻苦学习后，他青出于蓝而胜于蓝，医术逐渐超过了自己的老师。在参考了大量医学文献后，张仲景撰写了《伤寒杂病论》一书。这本书在流传后世的过程中被分成两本，一本叫作《伤寒论》，专门讲外感热病的诊治；一本叫作《金匮要略》，专门讲内伤杂病的诊治。《伤寒杂病论》是我国第一部中医临床治疗学的经典著作，是所有学习中医者的必备课本。

张仲景虽然撰写医书，为人诊病，但他并没有成为一名专职医生，而是做了长沙太守，后来也有人称他为"张长沙"。为官后，张仲景并未放弃自己的医术，每逢初一和十五，他在处理公务之余，都会在公堂上为百姓诊病，百姓称赞他是"坐堂行医"。因此，后来我们的很多药店不叫"店"，反而叫

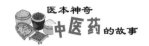

"堂"，如同仁堂、达仁堂等，就是源于张仲景"坐堂行医"的
典故。

为官期间，张仲景还曾遇到著名文学家、"建安七子"之

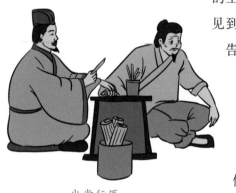

一的王粲。当时王粲20岁，张仲景
见到王粲时发现他气色不对，便
告诉王粲，他的病需要及时治
疗，并开出了五石汤。张仲
景还嘱咐，如果不积极治
疗，二十年后王粲就会眉毛
脱落，再过半年后就会死去。
但是少年得志、春风得意的王
粲并不相信张仲景的话，认为他危言耸

坐堂行医

听，并未服药。几天后，张仲景再见到王粲，发现他不听劝
告，并未服药，便予以警告，可惜王粲一意孤行。果然，二十
年后王粲眉落后死亡。

由此我们可以看出，张仲景医术高明。他的《伤寒杂病
论》对后世临证医学影响深远，因此，金元时期以后，他被医
学界尊为"医圣"。

小贴士

什么是经方？一般我们把出自东汉末年张仲景《伤寒杂
病论》中的方剂统称为经方。经方配伍结构严谨，用药精
炼、药味少，且疗效卓著。

3. "针灸鼻祖" 皇甫谧

东汉末年，曹操"挟天子以令诸侯"，其子曹丕代汉称帝，建立曹魏，后来司马家族又取代曹魏，建立西晋。这一时期政治混乱，战乱频发，民不聊生，不少贵族豪门奢靡无度，追求骄奢淫逸的生活。然而，却有一个出身贵族的人，他淡泊名利，多次放弃做官的机会，著书立说，还成为著名的针灸学家，他就是皇甫谧。

皇甫谧的本名叫皇甫静，出身于东汉名门世族。他出生不久，母亲便与世长辞。他被过继给叔父，并迁居到新安。叔父、叔母对他十分疼爱，叔母对他尤其体贴，犹如亲生。但是，皇甫谧自幼贪玩，无心向学，和许多纨绔子弟一样，整天东游西荡，游手好闲，大字不识几个，人们都笑他是个傻子。

虽然顽劣，皇甫谧却很孝顺。一日，他从田里偷来一些甜瓜，觉得非常好吃，于是便兴高采烈地拿给叔母品尝。叔母见到伤心落泪道："孩子啊，你都已经成年了，却整天游手好闲，现在还学会了偷东西，你太令人失望了！从小我就教育你要好好读书，不能随便拿别人的东西，要靠自己的双手养活自己。你现在这个样子，就是每天把鸡鸭鱼肉拿到我面前，我也无法下咽啊！"看到叔母十分伤心，皇甫谧开始反思自己的行为。叔母又说："昔日有孟母三迁、曾父烹豕的故事，为人父母，

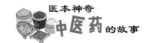

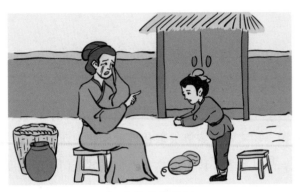

叔母教育皇甫谧

为了子女能够受到良好的教育，都付出了很多艰辛。难道是我做得不好吗？是我对你的教育有问题吗？"经过一番教诲，皇甫谧幡然醒悟，他发誓一定要痛改前非，以报答叔父、叔母的养育之恩。

从此，皇甫谧拜同乡有名的学者席坦为师，夜以继日地发奋读书。当时皇甫谧家已经家道中落，他白天管理农事，夜间秉烛夜读。通过多年苦读，皇甫谧终于成为一位著名的学者。成名后，恰逢皇帝征召一批有才华的人入朝做官，其中就有皇甫谧。但是，皇甫谧并不愿意做官，而是想继续读书做学问，于是上表推辞。之后被多次征召封官，他都一一推辞。乡里邻居都不理解他的行为，而他只愿意在乡野之中读书著述，淡泊一生。

皇甫谧早年染风痹症，他又服用一种当时非常流行的药物——寒食散。长时间服用后，这种药对他的身体造成了极大的伤害。皇甫谧渐渐觉得身体疼痛不已，甚至无法行走，右耳逐渐失聪。由于无法行走，右脚也渐渐萎缩。到了42岁，风痹症复发，皇甫谧被病痛折磨得非常痛苦，生不如死，甚至有自杀的想法，幸好被叔母及时发现，才木酿成悲剧。在叔母的开导下，皇甫谧决定查阅医学资料，钻研针灸，给自己治病。

随着广泛与深入地阅读古代医书，他发现当时流行的医书中关于针灸的内容比较零散，不成体系，而且不同的文献说法不一，缺乏临证经验的介绍。于是，皇甫谧对看到的资料进行系统整理，加上在自己身上实践的经验，最终撰写出《针灸甲乙经》一书。这本书是我国第一部关于针灸学的专著，总结了晋代以前的针灸学成就。

🌼 小贴士

　　天干是我国古代用来表示次序的符号，一般和地支一起用来计算时间。天干地支合称"干支"，干支历法是我国古代历法形式之一。

　　天干的十个符号分别为甲、乙、丙、丁、戊、己、庚、辛、壬、癸。地支的符号有十二个：子、丑、寅、卯、辰、巳、午、未、申、酉、戌、亥。

　　天干和地支一一相组，可以组成六十个组合，古代人在表示年、月、日时，就按顺序使用这六十个组合，如此循环往复。

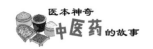

4. "药王"孙思邈

北京中医药大学中医药博物馆收藏了一座民国时期的木雕。这座木雕的上方是一条盘旋的龙,张着大嘴;下方是老虎和底座;中间是一位医者,他坐在虎背上,右膝置于虎颈处,左手扶住龙头,右手持针,正要给龙医治。医者左右两侧各有一小童,两人均一手按虎背,一手似持针状。这座雕像叫"坐虎针龙"。那么雕像里的医者是谁?为什么他有"坐虎针龙"的本事?这个医者就是唐代"药王"孙思邈。

传说,孙思邈医术高超,他曾用串铃撑住虎口,拔除了老虎喉中的骨刺,从此老虎成为他的坐骑。他坐在虎背上,用针灸术治愈了龙王的顽疾,龙王病好之后,就为人间行善,施以和风细雨。"坐虎针龙"的雕像,生动形象地表达了人们对孙思邈精湛医术和高尚品德的赞颂和崇敬。至今,民间许多医生家中或药店都会供奉孙思邈"坐虎针龙"雕像,以求消灾祛病,延年益寿。

孙思邈年逾百岁,跨越数朝,在历史上堪称奇人。实际上他小时候体弱多病,饱尝疾病折磨之痛,父母为给他治病倾尽家财,因此他决定学医,希望不仅让自己强壮起来,还能帮助更多的人,解除百姓病痛。孙思邈天资聪明,通晓诸子百家学说,还精通佛家经典。

后来唐太宗时期，魏徵等人奉命为南齐、南梁、南周、隋等前朝修著历史，恐有所遗漏，曾屡次拜访孙思邈，孙思邈亲口为他们讲述这百余年间的历史，解答疑问，就好像他自己亲眼见过一样生动。孙思邈博学多才、德高望重，当时一些著名的文人名士见到他，都按照孝敬老师的礼仪来侍奉他。根据历史记载，孙思邈还治好了唐高宗的病，唐高宗要留他在朝廷里当谏议大夫，孙思邈不愿意当官，委婉拒绝了，唐高宗只好赐他宝马良驹，为他提供医学研究的药材，对他非常尊敬。

当时，人们普遍认为麻风病是一种可怕的病，患者会出现全身溃烂等症状，而且有传染性。孙思邈却从不歧视麻风病患者，他做好预防措施后，与患者朝夕相处，亲自照料他们，同时，通过密切接触、详细观察患者，他把各种症状和治疗过程记录了下来，综合运用情志调节和药物的方法精心治疗，为麻风病患者解除病痛。

在忙于临床的同时，孙思邈还研究古人方药，收集民间验方、秘方，亲自走访了很多地方，广泛接触各种知识，增加自己的见识。有一次，孙思邈在炮制药材的时候左手中指不小心扎到了木刺，又红又肿。到第二天，被扎到的地方已经疼痛难忍，伤口也越来越大，往外流脓。恰巧，孙思邈遇到一位老农，老农告诉他，满山遍野的蒲公英就可以治疗他的伤口。于是，他将新鲜的蒲公英捣烂，敷在伤口上，几天后果然痊愈了。此后，孙思邈用蒲公英给人治疗疔疮，也取得了良好的效果，于是便将蒲公英功效记载并流传了下来。

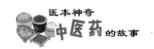

孙思邈总结前人医学理论和临床经验，著成《千金要方》和《千金翼方》二书。《千金要方》被誉为中国最早的医学百科全书。

蒲公英，又叫婆婆丁，有清热解毒、消肿散结、利湿通淋的功效。

据张庚扬主编的《中西医结合疮科学》记载，用鲜蒲公英15克，洗净晾干，捣烂呈糊状，敷在患处可以治疗甲沟炎或疔疮肿毒。每日换药1次，连续应用4~5天。敷药期间患处不可沾水。

5. "儿科鼻祖" 钱乙

北宋时期，有一个著名的医生叫钱乙。钱乙出生后不久，他母亲就去世了，父亲在他3岁那年，只给他留下几文钱便一个人去寻仙求道。父亲离开的时候，钱乙还以为父亲只是像以前一样，出去与人喝酒，过两天就回来了，所以一直坐在家里等，没想到父亲这一去就杳无音信。几天后，路过他家的同村人发现钱乙已经饿晕在院子里，赶紧把他的姑姑叫来。于是，可怜的钱乙被姑姑和姑父收养。他的姑父姓吕，是个经验丰富的医生，从此，钱乙便跟随姑父学习医术。在跟随姑父行医期间，钱乙每每看到小儿病痛无助，都会非常难过，于是暗下决心，要为患儿解除病痛，做一名优秀的儿科医生。经过努力，40岁时，钱乙已成为一位有名望的医生。

宋神宗元丰年间，皇室长公主的女儿有疾，钱乙经人推荐前去医治，治好了长公主女儿的病，被授予"翰林医学"的官职。任翰林医官期间，有一天，宋神宗的皇子突然生病，延请众多名医诊治，均不见起色，皇子的病情越来越重，最终发展到不停地抽搐。这时长公主向皇帝推荐钱乙，于是，钱乙被召进宫内。钱乙仔细诊察后，开出了"黄土汤"的方子。此方治好了皇子的病，之前心存疑虑的宋神宗也终于放下心来。宋神宗召见钱乙，称赞了他的医术，又对主药黄土能治愈此疾感到惊奇，问道："土也能治病吗？"钱乙回答："回陛下，皇子的病在肾，肾主水，按照医家五行原理，土能克水，水平稳了，抽搐自然停止。"宋神宗听了非常高兴，将钱乙从翰林医官提升为太医丞。

"黄土汤"一方出自张仲景的《金匮要略》，该方主药是"灶心土"。这味"灶心土"

钱乙用黄土汤治好皇子

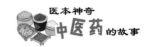

为何有如此神奇的效果呢？原来，灶心土是灶中正对锅底、久经柴草熏烧的土块，又称为伏龙肝，是补脾的一味好药。在这个故事里，钱乙运用中医五行相胜理论，把黄土的作用充分发挥出来，也体现出他医术之精妙。

"若要小儿安，三分饥与寒。"要想保证孩子的健康，就不能给孩子吃得太饱、穿得太暖。这是中医根据小孩五脏阴阳的特点，以及人们养育儿女时容易过分强调暖衣、饱食等问题而总结出的精华。最早提出这个观点的人就是钱乙。

钱乙认为小儿的五脏六腑"成而未全，全而未壮"，且"易虚易实，易寒易热"，也就是说，小儿体质不同于成年人，像初生的小树，虽然已长出枝叶，但还非常脆弱，容易被外邪所伤。若喂养不当或饮食不节，容易伤及脾胃，成为小儿疾病的重要病机之一。此外，小儿不能自调寒温，一旦父母对其调护失当，在外容易受风、寒、暑、湿、燥、热等邪气侵犯。

钱乙提出的"三分饥"就是指平常不应该让孩子贪食、吃得太饱，要适度节制，以此来护养脾胃，避免因生他病。"三分寒"指的是孩子不应该穿得过多、过暖。孩子天性活泼、好动，活动量较大，穿得过多、过暖，活动后出汗，更易着凉感冒。

在养护小儿的过程中，应尽量做到"三暖二凉"。三暖，即背暖、肚暖、脚暖，以顾护肺脾肾阳气，预防感冒和腹泻；二凉，即头凉、心胸凉，可以制约心肝阳气过旺。总之，在小儿养护过程中，需注意保持暖凉得当，以增强身体抵抗力，减少疾病的发生。

除儿科外，钱乙还精通妇科、内科等，力求临证用药准确有效。最为难能可贵的是，他不仅医术高超，而且医德品行更是值得后人敬仰。他身居朝廷，不卑不亢，不趋炎附势；对待贫贱百姓，宅心仁厚，救死扶伤，所以赢得了"钱乙幼科，冠绝一代"的美誉。

 小贴士

　　六味地黄丸，出自宋代钱乙《小儿药证直诀》，是钱乙根据小儿"纯阳之体"用药不能过于温热的特点，创制的滋补肾阴的专方，沿用千年而不衰。

6. "药仙"李时珍

李时珍出生在湖北蕲春的一个医学之家，他的祖父就是一位民间医生。他的父亲叫李言闻，也是蕲春的名医，由于医疗技术精湛，又有很高的文化素养，被当地人称为"李仙"。李言闻曾经担任太医院的官员，行医之余他还编写了很多医书，李时珍的父亲是李时珍走上医学道路的引路人。

李言闻原本打算让聪慧的李时珍参加科举考试光宗耀祖。

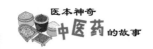

李时珍不负众望，在14岁的时候就顺利地考取了秀才。然而，在此后每三年一次的乡试中，他却屡屡失败。第二次乡试失败后，李时珍身染重病，经过父亲李言闻的精心治疗和调理，他的病才得以痊愈。经过此事，李时珍开始被医学中的奥妙所吸引，对诊疗产生了浓厚的兴趣。最终，在连续三次乡试都失败后，李时珍决定彻底放弃仕途之梦，专心钻研医学，立志当一名济世救人的医生。

李言闻看到儿子要学医的决心，便开始悉心传授医术，李时珍也十分刻苦，习得一身本领。有一次，家乡发生水灾，导致疫病流行，李时珍没有墨守成规，而是自拟药方救治患者，取得了很好的效果。这使他在当地有了一定名望，也引起了官宦之家的注意，纷纷请他前去医治。李时珍只用一味延胡索，就缓解了荆穆王妃胡氏剧烈的胃痛，还成功救治了患有危症的楚王世子，让大家见识了他的医疗水平。楚王聘请他掌管府里的医药，后又举荐他到掌管皇室医药事物的机构——太医院供职。

已经成为太医的李时珍为什么要写《本草纲目》呢？在太医院期间，李时珍看到大量医药典籍，发现其中许多本草典籍都有错误，这让他寝食难安。他认为药物书籍关系重大，必须详细考证才能确保用药安全有效。深思熟虑后，他放弃了太医院的职位，辞官返乡，开启了重修本草典籍之路。

从34岁起，李时珍竭尽所能收集药物资料，他经常到野外实地考察，采集标本，虚心向车夫、山民、猎人、樵夫等有经验的人请教。为了辨别蕲蛇，他还跟捕蛇人一起出行，以便了解蕲蛇的特点和制蛇药的过程，掌握了很多第一手资料。

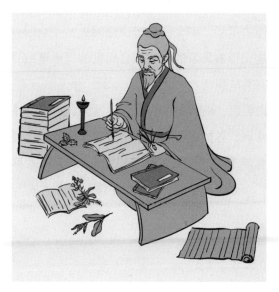

李时珍著述

历经27年，足迹遍及中国广大地区，李时珍终于著成《本草纲目》。这本书吸收了历代本草著作的精华，纠正前人错误，补充新的发现；其收录的药物达1892种，附药物形态图1100余幅，辑录附方11096首，约190万字，内容极为丰富。

完成如此规模宏大的著作，李时珍在欣喜之时也很忧愁，因为凭他个人的财力很难承担出版费用。为此书出版，年逾花甲的李时珍从湖北老家亲赴江苏太仓，请当时的文坛大家王世贞题写序言。王世贞看到书稿后深受感动，写下了一篇文采斐

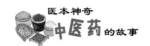

然的序言。

后来，金陵书商胡承龙认识到《本草纲目》的价值，应允刻印。刻书就花了四年，书刚刻成，还未等到正式出版，76岁的李时珍便去世了。不久，皇帝诏修国史，令购四方书籍，李时珍之子建元带着父亲的遗表和已问世的《本草纲目》金陵本赶赴北京，上呈朝廷。

此书出版后，陆续流传到日本、朝鲜、越南，并于17—18世纪传到欧洲，各国医药界、博物学界深受震撼。英国生物学家达尔文称该书是"中国古代百科全书"。郭沫若称李时珍为"医中之圣"，称《本草纲目》是"中国药学之大成"。

清代本草学家赵学敏编著《本草纲目拾遗》，对《本草纲目》予以补充、订正，增加了《本草纲目》未收载的药物，包含不少民间药材以及一些外来药品，对研究《本草纲目》与明代以来药物学的发展，有重要的参考作用。

第四章

典故里的医道精神

1. 岐黄之术

中国的传统医学又被称作"岐黄之术"。这是什么意思呢？

"黄"指的是黄帝。黄帝是谁呢？黄帝是上古时期黄河流域一个氏族部落的首领，他姓姬，号轩辕氏，又号有熊氏。黄帝有名有姓，为什么会被称为"黄帝"呢？古人认为，土是世间万物生长的基础，土具有强大的力量，所以土被认为是祥瑞的征兆。人们认为黄帝发展了农业，与土地关系紧密，具有强大的能力，便用土的颜色来给他命名，称"黄帝"。

在黄帝的带领下，整个族群在中原地区定居下来，为了巩固领地，他与中原各氏族部落联姻，并且结成了部落联盟，黄帝因杰出的能力被拥戴为部落联盟的领袖。后来南方部落进犯中原，黄帝率领各部落在涿鹿击败了以蚩尤为首的南方部落，逐渐发展为更为强大的华夏族。为了巩固领地并进一步发展壮

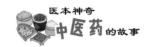
大，黄帝领导的部落联盟在政治制度、天文历法、衣食住行等各个领域全面发展，积极创造。他率领民众建造房屋，缝制衣裳，挖掘水井，制造舟车，打造兵器……为文明的发展做出了很多的贡献。因此，黄帝也被认为是中原地区各民族的共同祖先，是中华民族的"人文初祖"。

"岐"指的是岐伯。岐伯是黄帝时代一位德高望重的医学家，被黄帝尊称为"岐天师"。岐伯喜好观察日月星辰、山川草木等自然现象，来学习和积累各种知识。他不仅医术高明，而且知识广博，多才多艺，还是一位音乐家呢！相传，黄帝与蚩尤在涿鹿之野大战之时，在战争最紧要的关口，突然，黄帝的军队中号角声响，战鼓雷鸣，士兵们受到鼓舞，而敌人则闻风丧胆，最后黄帝的军队一鼓作气取得了胜利。这种突如其来的声音是什么呢？原来，为了鼓舞士气，黄帝命岐伯发明了号角和战鼓，用它们来鼓舞士兵的士气。

话说，远古时期的一天，黄帝愁眉不展地坐在那里，岐伯上前问道："大王，自从打败了蚩尤部族后，天下太平，百姓安居乐业，大王为什么发愁呢？"黄帝说："我把天下百姓都看作是我的子女，现在虽然天下已经安定了，但是百姓们时常受到病痛的折磨，令人非常痛心。难道是我有什么做得不好的地方，上天要降罪于我的子民？怎样才能使我的子民免于疾病之苦呢？"岐伯回答道："大王爱民如子，实在是万民之福。其实疾病并非是上天意旨，而是源于天地间邪气的侵扰，这些疾病是可以治疗的。"黄帝听后大喜，赶紧问道："先生精通医药，

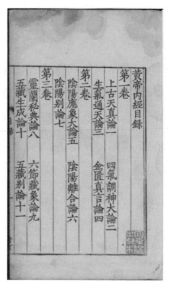

《黄帝内经》，藏美国
哈佛大学图书馆

您愿意为我讲解其中的道理吗？"岐伯欣然同意。于是，黄帝与岐伯之间便展开了一场关于医学问题的对话。

　　黄帝对岐伯提出了很多医学问题，如人为什么会生病？人在得病后身体发生了怎样的变化？怎样才能预防疾病？如何才能成为一个长寿的人？我们平时吃的食物有什么特点？为什么食物吃得不对也会生病？……黄帝不断提出各种新的问题，岐伯耐心地一一做出解答，君臣二人讨论了很久。与此同时，黄帝的史官便把君臣之间的对话内容一一记录。正是黄帝与岐伯之间的谈话，开启了人们对生命与疾病的探索，后世便有了将

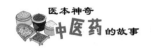
医学之术称作"岐黄之术"的说法。

他们谈论的内容在流传后世的过程中，不断被后人总结、整理、编辑，形成了一本系统的医学书籍，就是最早的中医经典著作——《黄帝内经》。在传承过程中，《黄帝内经》被分成两本，一本叫《素问》，一本叫《灵枢》。《素问》主要讲的是中医学基础理论方面的知识，《灵枢》主要讲的是针灸经络方面的知识。

在中国医学发展的历史上，所有的医学家都非常重视对《黄帝内经》的研读和学习，尊称它为"医家之宗"。一直到今天，《黄帝内经》都是我国中医学最权威的经典著作，也是中医专业学生的必读教材。

小贴士

中医学的四大经典，一般指的是《黄帝内经》《难经》《伤寒杂病论》和《神农本草经》。

《黄帝内经》和《难经》阐发医理，为后世公认的权威性理论著作。《伤寒杂病论》论述外感内伤各证的辨证处方用药，是一部理论联系实践、理法方药齐备的医学巨著，被历代医家尊为经典，对后世临床学的发展产生了深远的影响。《神农本草经》记载药物性味功用，是我国早期临床用药经验的第一次系统总结，被誉为最早的中药学经典。

2. 悬壶济世

在八仙过海的故事中，八仙之首铁拐李，多以脸色黝黑、头发蓬松、金箍束发、铁拐跛足、常背药葫的形象出现在世人眼前。他的法宝药葫芦不仅内有乾坤，可载万物，里面还有取之不尽、用之不竭的灵丹妙药，据说能包治百病。有一年，恰逢灾祸不断，瘟疫肆虐，铁拐李便用葫芦里的药丸救治百姓，活人无数。然而讽刺的是，拥有宝器的他却无法治疗自己的腿疾。民间也有"铁拐李的葫芦——不知卖的什么药"这一歇后语。除此之外，还有女娲娘娘的金葫芦、活佛济公的酒葫芦等，在中国的神话传说中，随处可见葫芦的身影。

不仅如此，葫芦也是中医文化中不可或缺的标志。古代走街串巷的郎中会背着药葫芦到处为人治病，古代医馆前也会挂一个药葫芦。

成语"悬壶济世"更是对医者医德高尚、医术精湛的褒奖。据《后汉书·方术列传·费长房》记载：东汉时期，河南汝南集市上有一个小官，名叫费长房，他十分喜爱医术。费长房注意到，在他管辖的集市上有一位被称为"壶公"的卖药老人，他总在竹杖上挂着一个大葫芦。凡是有人求医问药，壶公就从葫芦里摸出药丸，让其服用，当下便立见效果。费长房觉得这位老人不同寻常，于是便留心观察他。久而久之，他发现

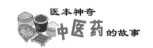

每天晚上当集市结束的时候，壶公就会趁人不注意，悄悄跳进葫芦里面。在好奇心的驱使下，他决定带着酒菜肉脯拜访一下这位老人。没想到壶公听闻来意后，并无被人窥视的恼怒之色，反而豁达地叮嘱费长房第二天傍晚可再前来。

隔天深夜集市结束时，费长房如约而至，壶公便带他一起跳入葫芦中，只见里面雕栏玉砌，富丽堂皇，别有洞天，还有美酒佳肴处处留香，二人就此痛快畅饮一番。之后壶公告诉费长房："我原来是天上神仙，由于失职才被贬入凡间历练，需要通过治病救人弥补过错。现在已经功德圆满，该重返天宫了。楼下有少许美酒，咱们一起喝了，就算告别吧！"费长房便找人到楼下抬酒，却怎么也抬不起那看起来只能装一升酒的容器，即使来了十个人也抬不动，而壶公只用一根指头就轻松挑起了酒器。

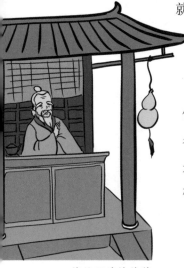

费长房已见识了壶公的神奇，兴起拜师之意，壶公欣然应允。几年后，费长房尽得其传，医术大有所成，便从深山回到家乡，在当地治病救人，声名远播。而因为先前壶公在集市行医时总是以一葫芦挂于竹杖，于是后世医家纷纷模仿。

如今，虽然中医大夫"悬壶"的做法已很少见到，"悬壶"这一说法却保留了下来。人们多将医生开业行医称作"悬

药铺门前挂葫芦

壶"，医生则把"悬壶济世"作为自己的奋斗目标。无论时代怎么变化，"悬壶"只是形式，"济世"才是根本，最重要的是，医者应具备精妙医技，以及乐善好施、济世仁爱的品质。

孙思邈在《备急千金要方·序》中提出："人命至重，有贵千金。一方济之，德逾于此。"所以，想要成为一名优秀的医生，除了有一颗关爱生命、尊重生命之心，也要有一腔拯救苍生之志和一身过硬的医术本领，能够立起沉疴，顿消痼疾。

小贴士

葫芦也是一味常见的中药，除去瓤心种子后晒干，能利水消肿，用于治疗水肿、淋证、黄疸等疾病。此外，葫芦还能盛放药物。

3. 杏林春暖

"山边种树绕林垌，几处曾看此独名。花近药栏春雨雾，阴浮苔径午风清。岩前虎卧云常满，树底人来鸟不惊。遗迹尚存仙路杳，只应怀古独含情。"

明代诗人李时勉《杏林》一诗描绘了杏林景色的独特风光，宛若仙境一般。诗中再现了杏林中人与大自然和谐相处的

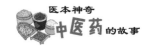
美好景象，令人向往之余，又勾起人们对神医董奉和杏林之境的追慕。

三国时期，有一位叫董奉的名医，字君异。他精于养生之术，平日除了刻苦研习医术之外，还十分崇尚道家的清静无为、道法自然。成年后他选择隐居山林，一边潜心修道，一边四处为百姓治病，过着隐士一般的生活。有一次，董奉到交州行医时，恰逢交州太守杜燮病危，不省人事。众医束手无策，董奉得知此事后前去看望。他经过仔细诊察，准确判断病情，果断开展救治。他首先将三颗药丸放入杜燮口中，用水灌下，然后让人把杜燮的头捧起来摇动，令口中药丸溶化。不久之后，杜燮的手脚慢慢开始动弹，面色逐渐恢复正常，不到半日便能坐起，四日后，可以再次说话，之后身体逐渐恢复。

董奉不仅医术高超，而且医德高尚。每天有许多患者慕名而来，他为人治病却分文不取，仅要求患者痊愈后，在他的住宅周围种植杏树，其中病重愈者种植五棵，病轻愈者种植一棵。数年之后，被董奉治愈的患者数不胜数，他的房前屋后更是杏树成林，生机盎然，山中百禽聚集于杏林，一派世外桃源的景象。每当杏子成熟时，董奉就在杏林中搭建一个草仓，并贴出告示，规定凡是来买杏的人一律不收钱，只用米交换，一担米换一担杏，自行换取，不必通报。这样每年都能换来大量粮食，董奉再用这些粮食救济贫苦无依的百姓，或路上缺乏盘缠的旅人，每年获救助者无数。

董奉晚年在庐山隐居，他死后，庐山一带的百姓为了纪念

他，便在他故居处修建了杏坛，杏林的故事也得
以流传下来，杏林救人的无私精神更是誉满天下。
以至千百年来，"杏林"一词逐渐成为良医或医界的
代称，后世称颂医家的"杏林春满""誉
满杏林""杏林望重"等成语也都源于董
奉的故事。

　　中华文化博大精深，源远流长。千百年来，
我们的祖先在面对疾病开展有效防治的同时，
又将医德思想发扬光大。无论是神农以身试
药，遍尝百草，令民知所避就的神
话传说，还是张仲景感怀瘟疫
对人们生命的严重威胁，刻
苦钻研，著《伤寒杂病论》
以造福百姓之举，抑或是孙
思邈有关医者仁心立业的"大
医精诚"的论述等，中国传统医德之风，经过历代杰出医者的
言传身教，经久不衰，成为推动中医药事业发展的内在动力。

小贴士

　　串铃，又称为"虎撑"，是古代江湖行医的郎中为招揽
生意所使用的响器。江湖走方郎中游走于乡间为人治病，手
持一个串铃，以铃的响声招呼病家，所以游走行医的民间医
生，也被称为"铃医"。

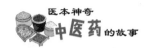

4. 大医精诚

健康所系，性命相托。

当我步入神圣医学学府的时刻，谨庄严宣誓：

我志愿献身医学，热爱祖国，忠于人民，恪守医德，尊师守纪，刻苦钻研，孜孜不倦，精益求精，全面发展。我决心竭尽全力除人类之病痛，助健康之完美，维护医术的圣洁和荣誉。救死扶伤，不辞艰辛，执着追求，为祖国医药卫生事业的发展和人类身心健康奋斗终生。

这是每一个进入医学院校的学子都要宣读的誓言。誓言是对执业者行为自律的提醒，其中也包含着必须奉行的行业规则。

自古以来，中医药行业就有自己的行业规则和道德规范。中国最早的医德行为规范是唐代"药王"孙思邈写的《大医精诚》。

"精"是什么意思？精，指的是医者要有精湛的医术。孙思邈认为，医学是一门精深细致的学问，如果把这样至精至微的重要工作托付给一个知识浅薄或做事马虎的人，是很危险的。一名合格的医生必须有真才实学，医术精湛，而且要坚持精勤不倦地学习。

"诚"是什么意思？诚，指的是医者要有高尚的品德修养。医生对待患者要有恻隐之心，无论贵贱贫富，要做到一视同仁；医生要不避艰险，遇有污秽不堪或危重患者不能患得患失，要一心赴救；医生要态度端庄，不能利欲熏心，靠诊病来谋取患者的钱财；医生还要仔细认真，不能诋毁同行，钓誉沽名，不顾患者安危而一味表现自己。

一名合格的医生必须兼具高超的医技与高尚的医德。孙思邈的《大医精诚》是与古希腊著名的希波克拉底《誓言》相媲美的医德箴言，直到今天仍然值得借鉴和发扬。

清光绪年间，八国联军侵入北京，所到之处，烧杀掠夺，无恶不作。战乱平息后，北京同仁堂乐氏家族乐平泉的妻子许氏返回京城，她立即重振旗鼓，恢复同仁堂的生产。但是，在制作一种叫紫雪丹的药物时却遇到了问题。同仁堂的金锅银铲被八国联军给抢走了，劫后余生，同仁堂无力再铸造一口金锅，但是制造紫雪丹，必须使用金锅银铲，若使用普通铜铁制作的锅铲制药，其中几味药物的药效会大打折扣。紫雪丹与至宝丹、安宫牛黄丸素有"药中三宝"的美誉，同仁堂的紫雪丹之所以疗效显著，就是因为在炮制过程中用了金锅银铲。这可怎么办？就在大家为金锅银铲发愁之际，许氏突然想到女眷们身上佩戴的金银饰品，于是，许夫人带头拿出了自己所有的金银首饰，乐家的女眷们见状立即明白了其中的意思，都纷纷响应，摘下了耳环，褪下了手镯，取下了发簪，倾其所有拿出了

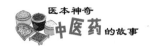

金银首饰。她们将这些首饰经过认真清洗后，全部放到了锅中与紫雪丹的药材一起炒制，首饰中的金银元素被释放到药物中，成为紫雪丹的重要组成部分，确保了古方紫雪丹的药物质量。

至今，同仁堂药店门口，依然可以看到"炮制虽繁必不敢省人工，品味虽贵必不敢减物力"的金字招牌，这就是同仁堂延续了三百余年的古训。不仅是同仁堂，其实，很多中药老字号都将"修合无人见，存心有天知"的自律意识深深刻在其名号里，力保配方独特、选料上乘、工艺精湛。

 小贴士

中华老字号中药店（品牌），有北京同仁堂、杭州胡庆余堂、广州陈李济、山西广誉远、上海童涵春堂等。

5. 医乃仁术

吴鞠通是清代著名温病学家，一日，他在药铺中发现，伙计卖出的中药"石莲子"是用野树子冒充的！石莲子原本是光滑饱满的莲子，落水后被污泥包裹，经过很长时间也完好无损，没有变质腐败；这种石莲子能固涩下焦，治疗泄泻滑脱。而药店中的伪品野树子，黑壳、黄肉、无心，而且味道极苦，苦能泄下，吃了这种野树子反而会加重症状！于是，吴鞠通在

《医医病书》中揭露了这种不良现象，并非常愤怒，认为这种欺诈行为是医学界的弊端，违背了从医者的本心。

为什么医学行业被看作是"仁术"？自古以来，医学就是救死扶伤的行业，历代医家都恪守着医生的道德标准，在一代代师徒传承中，始终都将职业道德作为医学传承的重要组成部分。医德是医生从业立本的道德准则，是医生职业的基础素养。在中国古代，医生的品行主要依靠社会的道德标准和自我良心的约束。

儒家思想以"礼"和"仁"为核心，其中"仁"是儒家的精髓。什么是"仁"呢？孟子说："仁者爱人。"这里的"仁"就是人与人之间相互关爱、相互尊重的意思。孔子曾对他的弟子说："约束自己，使自己合于礼，就是仁。如果有一天你能够约束自己的行为，使自己的言行合于礼，天下人就会称赞你是仁人了。"

医生这一职业治病救人，救死扶伤，体现了人与人之间的关爱，是儒家眼中"仁道"的行业，因此医术历来被称为"仁术"。一个合格的医生，必须能够约束自己的行为，即使在没有制度约束的情况下，也能和善待人，以诚相见，对生命充满温情和敬畏，坚持原则，做到"医者父母心"，这才是让人称赞的"医者仁心"。

一直以来，儒家道德观深刻地影响着古代医家的医德观、生命观和价值观，"医乃仁术"的标准深深地印在了历代医者的心中。因此，历代医家都以"医乃仁术"为行医的宗旨和医

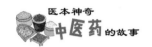

德的基本准则。

那么"仁术"的标准是什么呢？历代医家在行医过程中形成了许多约定俗成的行规。这些行规经提炼总结，形成文章著述，流传后世，可以被视为"仁术"的标准，如清代医家喻昌在《医门法律》中就曾经提出医生诊疗的行为规范和道德标准，为医学界确立了规矩。

什么是医学行业的"法"和"律"？

法，就是结合具体临床病证，按照中医遣方用药的法则来诊疗疾病。医生在给患者看病的时候，必须要书写病历，古代叫作"医案"。喻昌认为，医生的医案书写应该规范统一，内容包括患者姓名、年龄，就诊的时间、地点，患者就诊时外形、面色、神情、声音及主要的症状等，只有写清楚这些内容，医生才能清晰地记录患者的情况，为下一次诊疗提供详细的信息，也为医生总结医案提供详实的资料。这一要求已经具备现代标准化病历的雏形。

律，就是分析和总结医生在诊疗中容易犯的错误，明确医者的行为规范。首先，医生要有恻隐之心，对患者怀有深厚的感情和同情心，关心体恤患者。不能唯利是图，在诊疗过程中区别对待不同的患者，对有钱有权的人就能服务周到，对贫困无依的人就置之不理。医生始终要以治病救人为目的。其次，医者要做到"博学""精医"，就是既要精于学术，摒弃门户之见，又要始终保持求知的欲望，这样才能避免在诊疗过程中出现错误。

中国历代许多医者都十分强调行医过程中的道德规范，将"仁术"看作医生执业的核心准则。"仁心"是"仁术"的前提，有了"仁心"才能在医疗中施以"仁术"。对于普通的医者而言，仁心并非高不可及，而是存在于日常之中。

清代有一位大名鼎鼎的医学家叫王孟英，虽然他经常妙手回春，治好了很多人的疾病，但他却从不以医术精深而居高自傲，也不以此作为敛财的手段。别的医生治不好的病，他会尽自己所能医治，治好了此病也不会贬低嘲笑前面没治好患者的医生，以乘机诋毁别人、抬高自己。他的朋友们觉得他很傻，给他起了个外号叫"半痴"，王孟英不仅不生气，反而称自己为"半痴山人"。

王孟英一生都忙于临床治病，救人无数，但他却始终没有用医术来敛财，而且常常接济患者，最后一贫如洗。17岁时，王孟英只带着一口砚台离开家乡行医，走遍大江南北后，他也没能挣够置办房屋的钱，最后回到家乡时，依然只携带了那口砚台。但是，王孟英并不觉得苦，反而将自己居住的草堂命名为"归砚斋"。王孟英始终遵守医者的本心，将人的生命放在第一位。

小贴士

温病是中医外感疾病的一种，温病学说形成于明清之际，叶天士、薛生白、吴鞠通、王孟英，被誉为清代温病四大家。

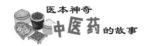

6. 医道传承

　　几千年来，中医代代相传，这其中既有师者的传道、授业、解惑，也有学习者的勤学、苦练和创新。学习医学是一条艰难的路，既要有引路者的指引，又需有受教者的执着。

　　孟河是江苏常州的一个小镇，历史悠久，人文荟萃，清末民初著名的中医教育家丁甘仁就出生在这里。丁甘仁的一生体现了中医传承过程中生生不息的赓续精神。他自幼聪慧过人，无奈家中贫困，父亲实在无力供他读书，便希望他放弃读书去学习经商。丁甘仁提出学医的想法，希望今后能靠一技之长担负养家的责任。父亲找人为丁甘仁卜卦，算命先生说丁甘仁"有天医星拱命"，于是父亲便同意了他的请求。其实，丁甘仁最后能成为一代名医，并不是靠算命先生的一句话决定的，而

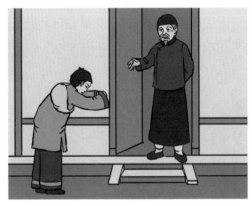

丁甘仁拜师

是他日夜苦读、屡拜名师、多年实践的结果。

最初，丁甘仁跟随孟河马氏医派的马仲清做学徒，学徒不用交学费，但是要起早贪黑干粗重的活。学徒的经历让丁甘仁从一个不谙世事的少年逐渐成长为一名初识医理的青年。三年后，丁甘仁回到故里，他觉得自己学得远远不够，又先后师从族兄丁松溪与"孟河四大家"之一的马培之学习医学。马培之是著名的"江南圣手"，曾经为慈禧太后治愈过疾病，被慈禧太后赐"务存精要"的团龙匾额一块。丁甘仁在跟随马培之学习期间，勤学深研，不问寒暑，尽得其真传。前后六年的中医学徒生涯，加上名师的教化，为他今后打下了坚实的基础。

学成之后，丁甘仁最初在孟河及苏州一带行医。平日里，他与吴门温病医派交往，学习借鉴了吴门医派治疗温病的一些经验。后来在上海闯荡期间，丁甘仁又跟随巢崇山学习了外科。至此，他通过不断拜师学习，不仅通晓内、外、喉等多科，还兼具费、马、巢三家之长。闲暇之余，丁甘仁还常常向安徽名医汪莲石求教。即使是成名后，他仍然坚持长期与恽铁樵、程门雪等同门交流学习，切磋医技，最终成为名震沪上的中医大家。

成为名医后，丁甘仁作为上海中医界的代表，非常重视中医的传承与发展。1912年，北洋政府成立后举行首届教育会议，在这次教育会议中，各个学科均有相应的设置，唯独缺中医学科。中医教育的"漏列"引起了中医界的警醒，丁甘仁代表中医界多次发表演讲，撰写文章，列数中医学与中医教育的

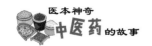

重要性，敦促当局改变歧视中医的态度。为了获得政府认可，使中医教育合法化，丁甘仁撰写了《为筹设上海中医专门学校呈大总统文》上呈袁世凯，请求批准成立上海中医专门学校。

经过多年努力与筹备，1917年夏，上海中医专门学校正式开学。这是中国第一所正式中医教育专门机构。丁甘仁亲自制定了"精诚勤笃"的校训。在开学典礼上，他以创办者的身份发表了演说，并勉励同学们努力学习，传承中医，振兴国粹。这所学校的学生后来都成了我国中医界举足轻重的人物，为中医事业的发展做出了卓越的贡献。

作为一名有良知和责任感的中医教育者，丁甘仁无私奉献和锲而不舍的精神使人动容。他所创建的上海中医专门学校是近代培养中医专门人才的重要阵地。丁甘仁先生的故事，正是千千万万中医传承者的缩影，他们既是中医的继承者，也是中医的教育者，在中医发展的历史长河中，推动中医药学不断前行。

中医类高等院校中的"老四校"是指北京中医药大学、成都中医药大学、上海中医药大学、广州中医药大学。这四所高等院校都建于1956年，当时均以"中医学院"为名，由周恩来总理亲自提议建立并给予关心支持。

第五章

中医是如何治病的？

1. 扁鹊看到了什么？

关于神医扁鹊有很多传说，其中《扁鹊见蔡桓公》的故事广为流传。

一日，扁鹊去见蔡桓公，看了蔡桓公一会儿后，扁鹊说："您的肌肤纹理间有些小病，不治恐怕会加重。"蔡桓公说："我没有病。"扁鹊离开后，蔡桓公跟旁边的人说："医生就喜欢给没病的人治'病'，来显示自己的本领。"

过了十天，扁鹊再次进见蔡桓公，说："您的病已经深入肌肉，不及时医治将会更加严重。"蔡桓公不理睬他。

又过了十天，扁鹊再一次进见蔡桓公，说："您的病已经到肠胃了，不及时治疗将更加严重。"蔡桓公依旧没有理睬。

又过了十天，扁鹊远远地看见蔡桓公，掉头就跑。蔡桓公不解，于是特意派人问他。扁鹊说："小病在皮肤纹理之间，

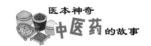

用热敷的方法可以治疗；病在肌肉和皮肤里面，用针灸可以治疗；病在肠胃里，用汤剂可以治好；病在骨髓里，那是司命神管辖的事情了，医生是没有办法了。现在桓公的病已达骨髓，因此我不再请求为其治病。"

过了五天，蔡桓公身体疼痛，派人寻找扁鹊，而扁鹊已经远走他乡了。不久，蔡桓公就病死了。

扁鹊只通过观察蔡桓公的面色，就能为他判断疾病的进展和预后，可谓出神入化，因此被称为"神医"。扁鹊有什么方法能看到疾病的进展呢？原来人体是一个有机的整体，五脏六腑的病变都会通过某种形式表现在体表。体表的变化，比如面色、神态、声音、舌苔等，都是体内发生病变的"观察镜"。很多体表的变化主要通过视觉获得，所以通过眼睛仔细观察，

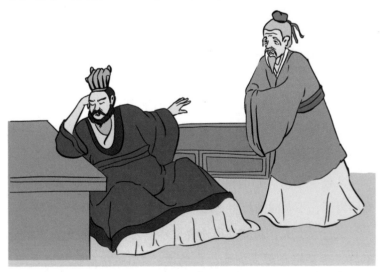

扁鹊见蔡桓公

是医生诊断疾病的重要方法之一。

中医把医生通过眼睛观察、对人的疾病进行诊断的过程叫作"望诊"。中医望诊，包括全身望诊和局部望诊。全身望诊看什么？主要看患者的"神色形态"。

神，原本指的是"万物之主"，后来含义延伸，可指自然界中万物运动变化的客观规律。从自然界日月星辰的运行、春夏秋冬的季节变化，到生命的全过程，都受一个内在规律的支配，这个内在的规律就是"神"。在人体，"神"就是人的生命力。人的身体健康状况决定了"神"的盛与衰。"神"也有很多外在表现，比如"双目炯炯有神"就显示出人的状态。医生通过观察这些表现来判断人体"神"的盛衰，从而推论病情的轻重。

色，指的是皮肤的颜色。中国人基本是黄种人，健康的面色是"红黄隐隐、明润含蓄"。"红黄隐隐"是指脸颊上有红色从黄色的皮肤下隐隐地透出来，这种红色是因血气充盈而由内向外自然透出的，因有皮肤的遮盖所以看起来不甚分明，而不是像用胭脂画红脸蛋那样，红色仅抹在皮肤表面。

在望诊中，中医通过五色——青赤黄白黑来对应脏腑和病邪，这其中的内容非常复杂。比如红色多属热证，当热邪炽盛时，血管扩张，血流丰富，于是面部皮肤就会发红，发烧时满面通红就是这个道理。而白色多是血虚的表现，当全身血量不足时，面部浅层的小血管也会收缩，血容量减少，于是皮肤表面的红色就少了，面色就会发白。我们看到面白，一般会联想

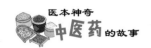

到血虚，这是多年生活经验总结出的道理。

此外，全身望诊还要观察"形"和"态"。"形"指形体，包括人的胖瘦，还有肌肉骨骼的强弱。"态"指的是人的动静姿态，比如能不能正常行走，高烧后会不会发生手足抽搐等。局部望诊则包括望头面、五官、躯体、四肢、二阴、皮肤等内容，还有排出物、小儿指纹等。中医的特色诊法"舌诊"，也属于望诊的内容。

> 望色不仅要判断颜色，还要判断光泽。色，主要代表了"血"的虚实，而是否有光泽反映了"气"的盛衰。与"色"相比，"气"的盛衰更加重要。色好是阴血正常，气好是阳气充盛，"气色好"就表明了人体气血充足和阴阳平衡，也就是说身体是健康的。

2. "闻"字的两个含义

闻，是用鼻子还是耳朵呢？我们从"闻"这个字的字形来研究一下。"闻"是个形声字，声从"门"，形从"耳"，所以"闻"字的本义就是"听到"，耳闻不如目见、闻鸡起舞、耳闻目睹的"闻"，都是这个意思。

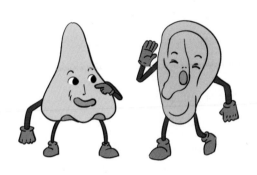

闻既可以用耳朵，也可以用鼻子

　　但在两千多年前，"闻"这个字就有"嗅"的意思了。司马迁《史记·滑稽列传》里"罗襦襟解，微闻芗泽"的"闻"字，就是嗅的意思。此外，记录孔子及孔门弟子思想言行的著作《孔子家语》中有"如入芝兰之室，久而不闻其香"的描述。

　　因此，"闻"字是有两个含义的，既包括用耳朵听，也包括用鼻子嗅，中医的闻诊就是通过听声音和嗅气味来诊察疾病的方法。听声音包括听辨患者在疾病过程中的语声、语言、呼吸、咳嗽、呕吐、喷嚏、鼻鼾、肠鸣等各种声响；嗅气味包括嗅辨病体发出的异常气味、排出物的气味以及病室空间的气味。

　　我们最熟悉的表示疾病的声音就是咳嗽。咳嗽是最为常见的疾病表现之一，它既是一种独立的疾病，又是疾病的一种症

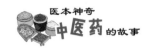

状。古代一些中医认为，咳和嗽是两类不同的表现。"咳"是有声的，中医认为肺主声，只有"咳咳咳"的声音而没有痰，主要病因在肺。而"嗽"是清嗓子的意思，我们平常想清嗓子，一般是因为觉得咽喉处有痰而感到不舒服，所以"嗽"是指无"咳"声而有痰的表现。

实际情况中，咳和嗽常常同时出现，所以并称"咳嗽"。中药中有强力的止咳药，但是有痰的咳嗽，光靠止咳是解决不了根本问题的，因为咳嗽也是为了把病理性的分泌物——痰排出去，这时候化痰才是根本。那么到底有没有痰，通过闻诊也可以听出来。

医生检查咳嗽的患者时，会用听诊器在气管、支气管、肺等部位仔细地听来听去，这是闻诊的一部分。现代所有的仪器设备，都是科技的产物，可以应用于各个学科。听诊器可以帮助医生放大和延伸听觉，中医自然不排斥。

除了咳嗽，表示疾病的声音还有"呃逆"，它指的是短而急促的打嗝，也就是平常跑步喝了凉风时那种连续不断的"呃呃"声，与吃饱饭或者喝了可乐后的长长的饱嗝是不同的。中医理论认为，呃逆是胃气上逆导致，治疗时应针对胃内的寒热虚实给药。而无论是国内还是国外，民间都有用"吓他一跳"来治疗呃逆的"偏方"，这是什么道理呢？中医理论中，人体的气机有升降出入，呃逆是胃气上逆，而恐吓，中医认为是伤肾的，从气机升降来看，"恐则气下"，恰好对抗了呃逆的"气上"，于是起到了一定的治疗作用。

嗅气味也属于闻诊的范围。例如口气,正常人的口气应该没有特殊的气味,异常口气最常见的就是口臭,中医认为此症状多属胃热,要从清胃热的角度予以治疗。不少牙膏品牌在宣传牙膏的功效时,常提到其产品会使人口气清新,仔细辨别这类牙膏的成分,大多含有中医所讲的清热类和芳香类药物。而由于胃热导致的口臭,可不是仅靠刷牙、嚼口香糖就能解决的,要想根除此症状,还要调理脏腑才行,这就是中医治则中讲的"治标也要治本"。

 小贴士

感冒,这一常见疾病,平常我们是怎么发现的呢?

怕冷,发热,身上、头上疼痛,这是我们自己身体上的感觉;而鼻塞、说话声音改变、喷嚏、咳嗽等症状,除了我们自身能感知到,我们身边的人也能听到。所以判断身边的人是否得了感冒,大多数人都是凭借的闻诊。

3. 问出来的症状

当我们去医院看病时,医生第一句话会说什么呢?是的,他们一般会问:"您哪儿不舒服?"这就是问诊。

医生这句话是在问"主诉","主诉"也就是患者最感痛苦

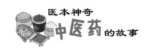
的地方，或者说是患者今天来看病的最主要原因。如"发热一天"就是一个简洁而完整的主诉。主诉往往是疾病的主要矛盾所在，一般只有一两个症状。或许患者能说出全身上下十几个不舒服的地方，但导致他今天来看病的那一两条重点症状才是主诉。主诉具有重要的诊断价值，医生要通过主诉确定下一步四诊和检查的方向，最后的诊断也往往与主诉密切相关。

望、闻、问、切四诊中，望、闻、切三诊都是医生通过感官去观察感知患者的情况，唯独问诊，是医生直接询问患者自身的感觉。

在中医诊断学中，"症"这个名词包括"症状"和"体征"两部分内涵。其中"体征"指的是医生检查患者身体所发现的异常征象，如望诊见面色白、咽喉红肿、舌质红，闻诊听到声

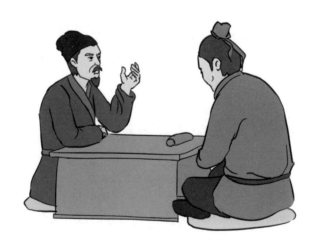

四诊之问诊

音嘶哑，切诊判断出脉弦滑等；而"症状"是患者自己感觉到的身体不适及痛苦，如头痛、耳鸣、胸闷、腹胀等。作为患者自身的主观感觉，"症状"只能通过问诊来获知。同时，问诊可以帮助医生全面掌握患者与疾病有关的其他情况，包括患者的既往病史、生活习惯、工作环境、饮食嗜好等，这些资料只有通过询问才能获得，而这些资料往往是医生分析病情、判断病机、辨别证候的基本依据。尤其在疾病的初期，患者仅有自觉症状而尚未呈现客观体征时，只有通过问诊，医生才能抓住重要线索，为疾病的早期诊断和治疗提供依据。

为了方便医生询问病情，清代医家陈修园在前人总结的"十问"基础上，把问诊的具体内容，改订成"十问歌"：一问寒热二问汗，三问头身四问便，五问饮食六问胸，七聋八渴俱当辨，九问旧病十问因，再兼服药参机变，妇人尤必问经期，迟速闭崩皆可见，再添片语告儿科，天花麻疹全占验。

这首歌诀的意思是，问诊首先要问有没有怕冷和发热，然后问出汗的情况，接下来问头身是否不适，再问大小便、饮食和胸胃等部位是否有异常，还要问听力的变化和饮水的多少。除此以外，以往得过的大病和病因也要询问，吃过哪些药，身体发生了什么变化，这些问诊都不能忽略。此外对妇女要问到月经正常与否，对儿童要问到是否出过痘疹。

"十问歌"内容言简意赅，是问诊的大纲，实际问诊中，医生也会根据患者的具体病情，灵活而有重点地询问。

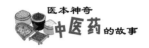

　　我们去看病时，该如何做个"好患者"呢？那就是密切地配合医生。当医生问诊时，一定要将身体情况毫无保留地告知。对于医生要求进行的各种诊查，也要全力配合。有的患者不肯回答医生的问题，只是把手一伸，说："给我号号脉，看我有什么病。"实际上这是对自己身体不负责任。

　　中医讲究"四诊合参"，就是说望、闻、问、切都是不可缺少的。四诊互相配合，医生才能做出更准确的诊断。

4. 三指定乾坤

　　《西游记》里有一个"悬丝诊脉"的故事。

　　话说孙悟空保护唐僧西天取经，途经朱紫国，恰逢朱紫国国王出榜求医。孙悟空自告奋勇，揭了榜文，去给国王看病。但国王看到孙悟空长相怪异，行为粗鲁，吓得战战兢兢，不敢出来。于是孙悟空就说自己会"悬丝诊脉"，要侍从把三根丝线分别系在国王手腕处寸口脉的寸、关、尺三个部位，然后孙悟空把三根手指分别按在这三根丝线上，隔着帘子"悬丝诊脉"。在查清国王的病情后，孙悟空又制作一剂"乌金丹"，药到病除。

　　传说"药王"孙思邈给长孙皇后，多位太医给后妃也曾经悬丝诊脉。有人专门就此事请教过"北京四大名医"之一施今墨先生。施老说悬丝诊脉的形式是存在的，但太医并不是仅靠丝线来诊病的。后妃们生病，总要由贴身的太监宫女介绍病情，太医也会详细询问各种相关情况，诸如饮食、睡眠、大小便、病程等。当这一切问完之后，太医对病情也基本就成竹在胸了。到了悬丝诊脉时，太医屏息静气，一是谨守宫廷礼仪，表示对皇室的恭敬；二是利用此时理清思路，思忖处方。实际上，太医诊病靠的还是望、闻、问、切的基本功，也就是中医讲究的"四诊合参"。

　　脉诊虽然不像神话传说里那般神秘，但确实是中医的"独门秘技"，被称为"三指定乾坤"。传说春秋战国时期神医扁鹊的脉诊水平就非常高。两汉时期，脉诊已被普遍应用于临床。

　　其实，中医最早并不是在手腕部的寸口来诊脉。古人曾先后使用三种诊脉法。一是"遍诊法"，指触摸全身可以摸到的动脉，包括头面部、颈部的动脉，上肢的动脉，下肢的足背动脉及股动脉等。二是"三部

四诊之切诊

诊法"，指诊颈部的人迎（即结喉旁颈总动脉搏动处）、腕部的寸口（桡动脉搏动处）和足部的趺阳（足背动脉搏动处）三

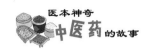

脉。三是"寸口诊法"，就是只触摸手臂桡动脉，故又称"独取寸口"诊脉法，这种诊法最早记载于《难经》中。

到了晋朝，著名医学家王叔和在研究古人诊脉部位的基础上，把寸口诊脉法固定了下来，并简化了脉诊过程，总结了左右手的寸、关、尺三部与脏腑的对应关系，即左手寸、关、尺三部分别对应心小肠、肝胆、肾膀胱，右手寸、关、尺三部分别对应肺大肠、脾胃、肾膀胱。现在中医临床通用的，就是王叔和所总结的"寸口诊法"。

王叔和在长期的临床实践中，深切体会到脉诊的重要性及复杂性，他分析归纳了《黄帝内经》《难经》及扁鹊、仓公、张仲景、华佗等著名医家有关脉诊的精华，编纂出我国现存最早的脉学专著《脉经》，将脉学研究推进到一个新的阶段，促进了中医诊断学的发展。

医生如何切脉呢？在下指时，首先用中指"定关"，即用中指按在寸口中间叫作"关"的位置，接着将食指按在"关"前"寸"的位置，无名指按在"关"后"尺"的位置。

这三指是否要挨得紧紧的呢？这就要看患者的身高和臂长了。如果患者的身高比医生高，手臂也就更长，那么医生的三指就要疏松一些，不要靠得太紧；反之诊身矮臂短者，脉上三指就要尽量靠近。小宝宝的寸口部位比大人短得多，所以儿科医生一般用一根手指给婴幼儿诊脉。

5.舌上怎么会长苔?

　　张开口，伸出舌，我们会看到舌上有一层薄薄的白白的物质，这就是舌苔。

　　一说起苔，大家就会想到苔藓、青苔。植物苔，又叫地衣，是隐花植物类，多生于阴湿地方，贴着地面、石面等。我们的舌，是个没有骨骼的软软的肌肉体，上面为什么会长出"苔"呢?

　　清代的一部医书《医原》里面讲道："舌之有苔，犹地之有苔。地之苔，湿气上泛而生；舌之苔，脾胃津液上潮而生。"这是说，舌上的苔，就跟地上长出的苔藓一样，有水分才会生长。健康人的舌苔，应该是薄薄的一层。苔厚在中医理论中代表邪气盛，但没有苔可是更重的病证呢！说明营养极度匮乏，中医辨为胃气大伤。

　　舌苔的颜色，最常见的变化就是发黄。发烧咳嗽时，看下舌苔的颜色，再结合吐出的痰的颜色，是辨别体内寒热的重要依据。

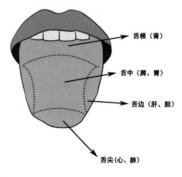

舌根（肾）

舌中（脾、胃）

舌边（肝、胆）

舌尖（心、肺）

　　舌苔辨证还要看有没有"根"。我们都知道拔萝卜很费力，

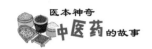

就是因为萝卜的根部发达。舌苔的"根"，就是胃气。胃气充足，则舌苔常有，即使刮掉舌表面的苔，也总是还有一层附于舌上；如果舌苔一刮就掉，舌面光滑如镜，那么这种舌苔就叫作"无根苔"，就像植物没有根系、被扔在地面上一样，代表胃气大虚。

正常舌象为淡红舌，薄白苔。这里的淡红舌，说的是"舌质"。健康的舌质是淡红色的，是血管内血色正常的体现。那么当血的盛衰或者说流动发生变化时，舌质的颜色也就随之改变。当热邪亢盛或者体内火热太重时，血管就会扩张，于是血流量增加，舌的颜色就会变得赤红；反之，寒邪使血管收缩变细，血流量减少了，舌色就会变得淡白。当全身的血不足时，各处小血管也会随之收缩来保证心、脑这些重要器官的供血，舌色也会因此变淡；而当血流不顺畅，不能快速地把氧气送到各处时，舌色就会变得青紫，中医称为"血瘀"。舌的颜色，与我们的面颊、口唇、眼睑黏膜的颜色一般是一致的，如果观察到这几处都缺乏血色、显得淡白时，那就可以判断为"血虚"了。

另一个能据以判断血的盛衰和运行情况的是舌下的静脉。把舌头卷起来，用舌尖顶住上颚时，会观察到舌下面有两条粗粗的静脉血管，这是我们能看到的最表浅的血管了，上面连覆盖的皮肤都不存在。因此能直观地反映出血液的状态。当这两条血管浅、短、细时，就是血虚；当它们青紫、粗长、曲张成网时，就是血瘀。

小贴士

　　小小的一个舌,怎么反映五脏的盛衰变化呢?

　　舌按照区域可以分成舌尖、舌中、舌根、舌边,分别对应不同的脏腑。舌尖属心肺,所以看到舌尖红时,妈妈会说"你上火了"。舌边属肝胆,如得了肝郁证,舌体的两侧、舌苔的边上就会常有两条白白的黏液线。舌中属脾胃,舌苔一般中间偏厚,正是胃气生发而成。舌根属肾,仔细观察舌根处的舌象,可以判断肾气盛衰。

6. 同一种病用两服药

　　传说"医圣"张仲景在坐堂行医时,一户人家的双胞胎儿子同时生病了,兄弟俩都出现发烧等症状,家人赶忙请张仲景

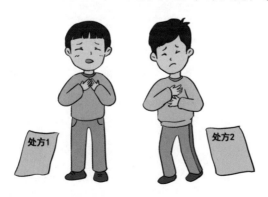

同病异证,处方不同

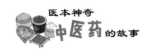

诊治。张仲景在仔细望闻问切之后认为，虽然兄弟俩都在发烧，很多症状看起来很像，得病的原因也相同，但是孩子的身体虚实和疾病发展的方向却有差别。

他根据兄弟俩的不同情况，给他们各开了一张处方。这两张处方的相同之处是都以柴胡为主药，并且都有黄芩、半夏、生姜、大枣，但不同之处是老大的处方中有大黄、枳实通下，老二的处方中有人参、甘草补虚。张仲景怕患者吃错了药，于是分别在老大和老二的处方上写了"大"和"小"。方子果然非常灵验，第二天，这对双胞胎的病就好转了。后来，张仲景经常用这两个方子治疗疾病，在写《伤寒杂病论》时，也把这两个方子记了进去，取名"大柴胡汤"和"小柴胡汤"。

两个小患者得了相同的病，却用不同的复方治疗，这是因为医生辨出了不同的"证"。证，即疾病发展过程中，某一阶段的病理本质的概括。辨证，就是把四诊收集到的症状和体征，通过分析、综合，辨清疾病的病因、病性、病位，以及邪气和正气之间的关系，同时还要对患者的生理特点以及时令节气、地区环境、生活习俗等因素进行综合分析，判断为某种性质的"证"，如寒证热证、表证里证、虚证实证，还有肝郁脾虚证、脾肾阳虚证等。

用中药治疗疾病，主要对应的就是"证"，中医看病非常重视"辨证施治"。例如，很多家庭都备有"感冒清热颗粒"，这是一种效果非常好的治疗感冒的中成药，但是有人感冒了吃这个药却无效，这是为什么呢？

感冒是个病名，中医理论中，感冒这个病是分成好几个"证"的。感冒清热颗粒用于治疗其中的"风寒表实证"，患者出现怕冷明显、无汗、头身疼痛、鼻塞流清涕等症状时，表示这一阶段的病因是感受风寒之邪，病位在表，病性属寒，邪正力量的对比处于邪盛正未衰的局面等。

感冒患者有患风寒证、风热证、暑湿证等的不同，治疗风寒证的方药对于风热证、暑湿证等当然就"不对证"了。比如银翘解毒丸，就是针对感冒的风热证的，而藿香正气水可以治疗暑湿证。临床上，常可见患同一种病的患者表现为几种不同的证，或者患不同病的患者被辨出相同的证，这就是中医理论中的"同病异证"和"异病同证"。

小贴士

感冒这个病最常见的就是风寒证和风热证，那要如何区分呢？

风寒感冒顾名思义是由于感受风寒邪气而引起的，常常是怕冷很明显，不出汗，头痛和四肢痛，鼻塞明显，流清鼻涕。风热感冒则是由于感受风热邪气而引起的，大多发热明显，患者怕冷的感觉不是很突出，鼻涕常是黄而浊的，而且容易咽喉红肿疼痛和咳嗽。

判断出是"寒"还是"热"，就可以更准确地使用药物了。例如常见的"感冒清热颗粒"，就是治疗风寒感冒的著名中成药。

第六章

用药如用兵

1. 中药有多少种？

《西游记》第三十六回讲到师徒四人与金角大王和银角大王激战之后，继续上路，途经深山，看到巍峨的山峰、翠绿的盘松，山野鸟鸣，猿啼鹤唳，唐僧感怆从中来，赋诗一首："自从益智登山盟，王不留行送出城。路上相逢三棱子，途中催趱马兜铃。寻坡转涧求荆芥，迈岭登山拜茯苓。防己一身如竹沥，茴香何日拜朝廷？"

"益智"意指远赴西天取经的坚定信念，"王不留行"意指唐太宗为御弟践行送别的场景，"三棱子"意指孙悟空、猪八戒、沙和尚三位徒弟，"马兜铃"意指师徒众人匆匆赶路的形象和声音，"荆芥"意指真经，"茯苓"意指如来佛祖，"防己""竹沥"意指唐僧犹如新采的竹茎经大火烤炙沥出的纯净汁液一般，心境澄澈、一尘不染，"茴香"谐音"回乡"。这首诗选用上述九味中药，以药名巧妙揭示文中情节，遣词立意用心良苦，精妙绝伦，扣人心弦，回味无穷。

如果说文学作品中的药材是文人墨客抒发情感的助力，那么医学世界中的药材就是医生治病除疾的利器。在中医的临床诊疗中，医生经过望闻问切和辨证论治之后，会确立治疗方法和原则，开方用药，其中针对疾病起疗效的就是中药。那么中药到底指的是什么？中药究竟有多少种呢？

中药是我国传统药物的总称，是在中医药理论指导下，用以预防、诊断和治疗疾病，同时也用于康复和保健的药物。中药分为两类：一部分是天然资源，即来源于野生动植物和天然矿物的中药材；另外一部分是人工资源，即来源于人工种植的植物类药材、人工驯养的动物类药材，以及合成的矿物加工品。后者是未来中药资源的主体，目前除丹参、甘草、黄芪等植物药有人工培植方式之外，鹿茸、牛黄等相当数量的动物药也采取了人工饲养提取的方式。

在中药的数量方面，历史上最早的本草著作《神农本草经》载药365种。唐代苏敬等人主持编写的《新修本草》收载了中国和外来输入药物达844种。宋代唐慎微的《经史证类备急本草》收载药物达1748种。到明代李时珍的《本草纲目》，所载药物已发展至1892种。岁月如梭，各朝各代有记载的中药数量不断增加，也有部分药材随着大浪淘沙，被淹没于尘埃之中，但中药和古代本草学著作均在历史长河中留下了璀璨星光。

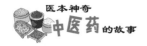
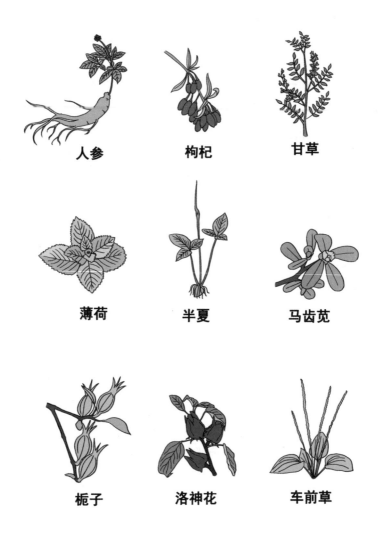

人参　　　枸杞　　　甘草

薄荷　　　半夏　　　马齿苋

栀子　　　洛神花　　　车前草

　　我国天然中药材资源品种十分丰富，如东北部的长白山地区是北方重要的药材产区，有"世界生物资源金库"之称，野生动植物资源比较丰富，种类比较齐全，种群面积分布也较大。长白山地区的植物类药材有五味子、人参、细辛、天麻、党参、赤芍、升麻、北苍术、关防风、黄芪、关龙胆、东甘草、地榆、柴胡、黄芩等，动物类药材有鹿茸、刺猬皮、麝香、蟾酥、蛤蟆油等。

　　但自然的馈赠并非取之不尽、用之不竭，如果不加节制，或许在未来的某天，掠夺式的挖采和过度利用会导致中药野生资源逐渐减少甚至枯竭。因此，人们应树立对生态环境和生态资源的保护意识，合理开发利用中药资源，杜绝私自采挖或砍伐野生药材资源等现象的发生。

　　一株小草改变世界，一缕药香穿越古今。中药是中华民族的伟大创造，是中医药事业继承和发展的物质基础，是关乎国计民生的战略性资源。因此，深入了解、保护和利用好中药资源具有十分重要的意义。

 小贴士

　　根据中药资源的分布区域，我国主要有关药、怀药、浙药、川药、秦药等道地药材优势产区。其中，怀山药、怀菊花、怀地黄、怀牛膝，即"四大怀药"，是享誉中外的道地中药材。

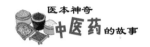

2. 中药是什么味道？

生活中，每当有人家里熬制中药，从屋子里散发出的浓郁气味多让邻居望而却步，而患者本人喝到嘴里的中药更是常常难以下咽。因此，许多人"闻中药色变"。那么，中药的特殊气味和味道是什么造成的呢？

众所周知，日常生活中的五味为酸、甜、苦、辣、咸，中医的五味通常用"酸、甘、苦、辛、咸"来呼应。中医的五味，最初仅指药物的真实滋味，后来人们经过长期临床实践，发现不同味道的药物作用于人体中，可以产生不同的反应，因而获得不同的治疗效果，最终总结归纳出"五味理论"。而在现实生活中，一剂方药经煎熬后，不同药材中酸、甘、苦、辛、咸的味道就会混合在一起，必然会出现一些奇怪的气味和口感。

《黄帝内经》记载："辛散，酸收，甘缓，苦坚，咸软。"这是对中药五味属性和作用的最早概括，后世在此基础上进一步补充，五味理论日臻完善。

酸味药材"乌梅"，是夏天常见饮品酸梅汁中的主角。乌梅酸涩，既能生津止渴又可敛汗，也能够收敛过旺的肝气。甘味药材，补益作用特别强，能够缓急止痛。我们经常吃的饴糖、大枣、鸡蛋、蜂蜜、糯米等既是食物也是药材，同属于甘味。辛味药材能发散解表，假如身体受寒，浑身疼痛，喝上一碗热热的葱姜汤，用其辛温之性发散身体的风寒之邪，人就会感觉舒服很多。请记住，厨房里生姜、葱、花椒、胡椒、桂皮等调味品，在需要的时候，也可变身为有用的辛味药材。咸味药材，可使坚硬的病块软化、散开。临床患者的尿路或者胆道里形成了结石，可以用芒硝等药物将结石软化、消溶，从而顺利排出。

我们都知道中药苦，那究竟有多苦呢？据明代冯梦龙《喻世明言》第二十七卷记载："金老大见了女婿，自觉出丑，满面含羞……正是哑子尝黄柏，苦味自家知。"清末民初金松岑、曾朴撰写的《孽海花》第八回记载："只苦我国不知地理，哑子吃黄连，说不出的苦。"由此可见，黄柏和黄连是极苦的中药，是一种旁人无法理解，只能自己感受的难言之苦。

黄柏，可用于治疗湿热泻痢、黄疸尿赤、带下阴痒、骨蒸劳热、盗汗、疮疡肿毒等。黄连可用于治疗湿热痞满、呕吐吞酸、泻痢、黄疸、高热神昏、目赤等。由此可见，苦味的药材能够清火，还能燥湿，又能泻下。还有一种药物的苦味比黄柏和黄连两种药材更加强烈，那就是有着清热燥湿、杀虫、利尿效果的苦参，可用于治疗热痢、便血、

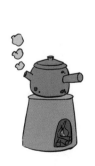
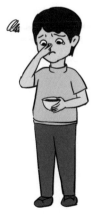

不喜欢闻和喝中药

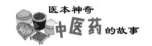

黄疸尿闭等疾病。

需要指出的是，除上述五味外，中药还有淡、涩二味。淡，义如其名，就是淡而无味。如白皮、茯苓、薏苡仁等渗利水湿、通利小便的药物，大多数是淡味，由于无特殊味道，因此多将其和甘味并列。涩，具有收敛止汗、固精止泻及止血等作用，如中药龙骨、乌梅、莲子等。因为涩味和酸味的作用相同，淡味无味，因此，虽然中药共有七种滋味，但习惯上仍称"五味"。

五味理论通过后世不断发展，与四气理论、归经理论、升降浮沉理论等共同组成中药的药性理论，从而发展出一系列临床用药配伍理论，极大地丰富了中药学的内涵。

小贴士

五味子，顾名思义有五种味道。北宋《本草图经》作者苏颂曾经形容道："五味皮肉甘酸，核中辛苦，都有咸味，此则五味见也。"五味子的酸味比其他味道明显，因此归入酸味中药中，此药有收敛固涩、益气生津、补肾宁心的作用。

3. 为什么是"抓药"？

众所周知，人们看完中医后，一般都需要去药店里取中药。取药时，里面的工作人员会问："您要抓什么药？"这句话其实算是中药店里的一种特殊说法。那么，为什么人们习惯将取中药称为"抓药"？"抓药"一词是怎么来的呢？

相传，唐代"药王"孙思邈为了解中药特性，跋山涉水，不畏艰辛地到各地寻找各类药材。他每次采的药材很多，它们的性味、功用又各不相同，混放会影响使用，因此，为了便于分类放置药物，他在衣服和裤子上缝了很多小口袋，凡采到一种药材，就装到一个小口袋里。这一举动更有利于他在采药途中的行医用药，在给患者诊治时，他可以立刻从衣服的小口袋里一小撮一小撮地抓出药来，久而久之，人们称这一举动为"抓药"。

后来，各处纷纷设立药铺、药店，店主们为了使众多药物不混杂，也仿照孙思邈的办法，在中药药柜里做了一个个小抽

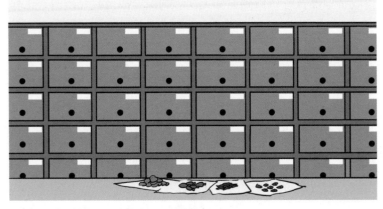

百眼柜

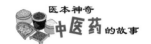

屉，抽屉里再隔成三个或四个方格，放置各种药材。小抽屉外面标明中药名称，免于拿错，俗称"药斗"。后来药柜越做越大，逐渐发展成"百眼柜"，一个药柜里有数十或上百个抽屉，以存放不同的药材。

如今，每一位来到药店抓药的人，都会先经历"审查处方"的步骤。中药材性质独特，药店工作人员在取药时会根据中医大夫开的处方来配药。中医治病时，一般会在一个处方里用到多种药物，因此中医处方或药剂也常被称为"复方"。

首先，药店工作人员会对处方上所写的患者姓名、年龄、性别、医师签名等信息，药名、剂量、规格、用法用量是否正确，处方中的药物是否有十八反、十九畏（中医药学的配伍禁忌）及妊娠禁忌等情况进行核对。

然后是"计价—调配（抓药）—复核—发药"的流程。药物的计价，工作人员会按照当地相关部门统一规定的办法和计价收费标准执行，做到准确无误。调配（抓药）开始时，工作人员会随时查看处方，以防记错出错。处方药味应按照所列顺序称取，间隔平放，以免覆盖他药；夏枯草等体积泡松的饮片应该先称取，青黛等黏软带色的中药则应后称取，放在其他饮片之上，以免沾染包装用纸。值得注意的是，处方中如有先煎、后下等需特殊处理的饮片，应单包并注明用法；如有品质新鲜、未经加工、干燥或其他方法炮制的药品，应另包并写明用法，不与群药同放，以便低温保存。

调配完毕，需要工作人员自行检查核对，根据处方内容填写好中药包装袋，内容包括：患者姓名、床号（入院患者）、帖数，有无单包、煎煮方药类别等，并在处方上签名以示负责，再交复核员复核。复核员再次复核收银小票和处方后，会跟顾客依次确认药材的味数和服数，并交代熬药方法及其他注意事项，最后发药给顾客。

　　看似简单的抓药行为，其实并不是药材的随意组合和堆砌，而是遵循了严格的配伍和规矩，它凝聚了中医医家和药店工作者多年来的智慧和经验，是千百年来传统中医文化精粹的凝聚和缩影。

 小贴士

　　中药的包装也十分讲究，一般分成两种式样，一是方包，二是虎头包。方包要求边角对齐，方正有棱角；虎头包要求二角对，中间高，边角低。

4.药方里的阵法

　　众所周知，古代军队作战讲究排兵布阵，以破解攻克敌军的阵型，好的阵法往往能所向披靡。对于中医而言，也有"用药如用兵"的说法，病邪就像是敌人，药物好比是士兵，而如同排兵阵法的，就是用药配伍原则。中医开药方时须遵守的一

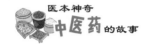

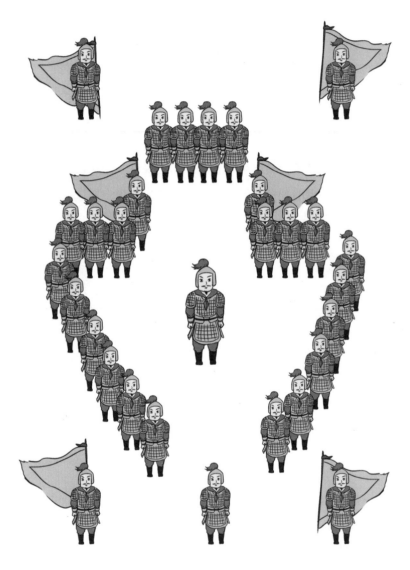

古代军队作战讲究排兵布阵

种原则就是"君臣佐使"。

君臣佐使的概念，最初是指一个国家的正常运行中，君主、大臣、僚佐、使者四种人分别起着不同的作用。中医借用君臣佐使来说明组成方剂的各味药物之间的主次地位和相互关系，表明了各味药物的不同作用。

何为君臣？君就是皇帝，在管理国家事务中起着主导作用。因此，君药是在处方中对主证或主病起主要治疗作用的药物，它体现了处方的主攻方向，其药力居方中之首，用量较他药应用时要大，是组方中不可缺少的药物。有君就有臣，臣的权力居于君主之下，在管理国家事务中起着次要作用。因此，臣药地位仅次于君药，它有两种意义，一指在方剂中辅助君药治疗主病或主证的药物，二指主要治疗兼病或兼证的药物。臣药的药力或是用量通常小于君药。

何为佐使？佐就是僚佐，指官署中协助办事的官吏，他们在管理国家事务中起到辅助君王和大臣、帮助君臣实现有效管理的作用。因此，佐药是接近于臣药的一种配伍药，又分三种：佐助药、佐制药、反佐药。佐助药辅助君药、臣药加强治疗作用，佐制药可消除或减缓君药、臣药的毒性或烈性带来的副作用，反佐药则是根据病情需要，在处方中与君药性味相反、能在治疗中起相成作用的药物。在中药方剂中，佐药的药力小于臣药，一般用量较轻。使就是使者。使者在国家事务中起到牵引搭桥、多方调和的作用，能够把要传递的东西带到它该去的地方。因此，使药有两种意义，一是引经药，引方中诸

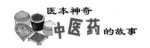

药直达病所；二是调和药，可调和诸药的作用。使药的药力较小，用量亦轻。

以治疗脾胃气虚的"四君子汤"为例。其中，人参具有良好的补气、健脾作用，是君药；白术健脾燥湿但补气力较弱，效果比人参弱一点，是臣药；茯苓渗湿，同时能健脾安神，在该方中佐以茯苓则健脾作用更强，是佐药；甘草能协同上述药物的补气作用，又能调和其他几味药的作用，是使药。

中医组方中，君药在方中所能发挥出的作用，为该方之主要作用，又依赖于臣药、佐药、使药的协助、制约。实际情况中，如何配伍各药、具体药味的多少，要视病情和治法的需要，以及所选药物的功效而不断变化，这与兵家讲究"天时地利人和"是一样的道理。掌握了这项基本功，在临床诊疗过程中便可调兵遣将，运筹帷幄，克敌凯旋。

小贴士

　　方剂，是医生在辨证审因、确定治法后，遵循组方配伍原则，选择适宜的药物，明确用量，并酌定剂型、用法而拟定的中药治疗处方。方剂可以只有一味药，也可以有很多味药相配合，主要根据病情和治疗方法来决定。

5. 中药是如何加工的？

人们常说的"道地药材"是指在特定自然条件、生态环境的地域内所产的药材，生产较为集中，栽培技术、采收、加工也都有一定的讲究，较同种药材在其他地区所产者品质佳、疗效好，而且质量稳定，因此具有较高知名度。道地，也就是地道，即功效地道实在，确切可靠。

在《神农本草经》的序录中，对于药物就有"阴干暴干，采造时月，生熟，土地所出，真伪陈新，并各有法"的论述，

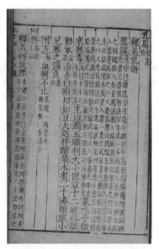

《本草纲目》中有关阿胶的记载，
原书藏于日本国立国会图书馆

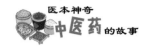

意思是说中药材在产地、采集时间、炮制加工、存放时间等方面，都有一定的标准。

下面我们就以东阿阿胶这一代表性道地药材为例，看看从原材料到药店，中药的生产经过了哪些环节，又是如何加工的。

阿胶道地产区山东东阿历来流传着"阿铭和阿娇"的故事。相传唐朝初年，东阿县城内住着一对年轻夫妻，两人靠贩驴为生。妻子阿娇在分娩后气血亏损过多，身体十分虚弱，丈夫阿铭找了很多大夫都无济于事，后来听说驴肉营养特别丰富，于是吩咐长工宰杀驴子做成美食，准备给阿娇食补身体。没想到，长工们没有抵挡住美食的诱惑，偷偷把驴肉吃光了，到了该交驴肉时，只能硬着头皮把无人问津的驴皮放入锅中熬煮，待其冷却凝结成胶块，以驴皮胶应付了事。

没想到阿娇吃完驴皮胶后，脸色红润，很快恢复了健康。后来，分吃驴肉的长工中，有一人的妻子在分娩时也出现了血虚症状，他想到女主人之前食用驴皮胶恢复了健康，便向阿铭夫妇借驴，并坦白了之前用驴皮胶替代驴肉的事情。阿铭原谅了他，在惊叹驴皮胶神奇功效的同时，仍心存几分怀疑，于是借了一头驴给长工试试，没想到长工的妻子食用驴皮胶后也痊愈了。从此以后，阿铭和阿娇便发现了商机，以出售驴皮胶为生，生意十分火爆。

故事里的驴皮胶就是我们熟悉的阿胶，因源产东阿，故称"阿胶"，为马科动物驴的皮经漂泡去毛后经煎煮、浓缩制成的

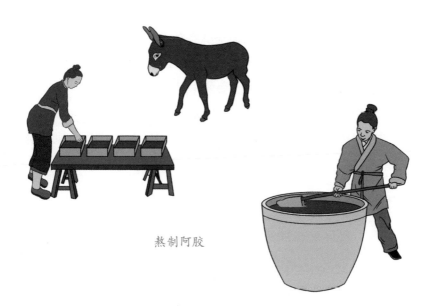

熬制阿胶

固体胶。早期阿胶来源多为牛皮，唐代以来逐渐推重驴皮。阿胶在《神农本草经》中被列为上品，"久服轻身益气"，具有补血滋阴、润燥止血的功效。古代医家誉为"血肉有情之品"，与人参、鹿茸三者并称为"滋补三宝"。

值得注意的是，阿胶的功效会因炮制加工方法的异同而受到影响。

炮制，又称炮炙，是药物在被制成各种剂型之前，对其整理加工以及根据医疗需要而进行加热处理的一些方法，有洗、漂、泡、渍、水飞、煅、炒、炮、煨、炙、烘与焙、蒸、煮、淬等10余种。从汉代开始，炮制阿胶所使用的辅料和采用的方法有所不同，在历代文献中，有猪脂炙法、熬、蛤粉炒、炒成米子、锉碎、微炒、炒黄、草灰炒等炮制方法，这些炮制方法

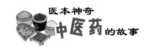

均能起到矫臭矫味，使其质地酥脆而便于粉碎，降低其腻滞之性等作用。近年来，各地炮制规范中，关于阿胶，多为蛤粉炒法和蒲黄炒法，具有增强止血的作用。

中药可以根据临床需要进行加工炮制，这样不仅可以消除或减少药物的毒性、烈性和副作用，改变药物的性能，便于制剂和贮藏，还能使药物洁净、便于服用。

小贴士

东阿阿胶历史悠久。北魏郦道元《水经注》中载："（东阿）大城……有大井，其巨若轮，深六七丈，岁尝煮胶，以贡天府。《本草》所谓阿胶也。故世俗有阿井之名。"这是最早用阿井水煮胶进贡的记载。唐代《元和郡县图志》中有"东阿贡阿胶"的记载。宋代《本草图经》称阿胶"以阿县城北井水作煮为真"，"其井官禁，真胶极难得"，"所以胜诸胶者，大抵以驴皮得阿井水乃佳耳"。

上述史料表明，真阿胶的制作离不开东阿地区的地下水，这也是阿胶作为道地药材的地域性特点。

6. 药店里的规矩

中国有句古话："不以规矩，不成方圆。"告诫人们做人做事要遵循一定的标准和法则。在药店的日常工作中，工作人员也需要时刻遵循相关规矩。中药店里的规矩有很多，这里我们主要介绍一下药品的归纳和称量两方面。

对于外行人来说，从百眼柜中找出某一味药材当真是一件难事，但对药店工作人员而言却轻而易举，秘诀就是他们掌握了药品归纳的方法。药店百眼柜装药排斗的顺序，称为"斗谱"。百眼柜药斗的排列有一定的规律和要求，多做成"横七竖八"，即横数七排，竖数八列。每个药斗又分成两到三格，按照处方需要、方剂组成、入药部位、药物性味功能等排列原则，分放不同饮片。

常用饮片，如当归、白芍、甘草等药材，装入药斗架中易抓取的中层；不常用饮片装在最远处或上层；较常用饮片装在两者之间。质重的和易染的药物，如磁石、代赭石、龙骨、牡蛎等，宜装在下层药斗内；质轻且用量少的饮片，如月季花、

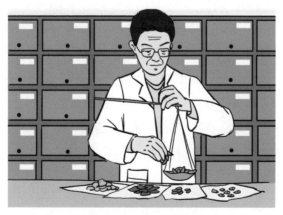

药店工作人员称取药物

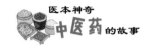

玫瑰花等，宜放在百眼柜的高层；质轻而体积大的饮片，如丝瓜络、夏枯草、竹茹、通草等，宜装入下层大药斗内。这样的安排，可使工作人员伸开双臂，上下左右都容易够到药材，十分方便。所以，中药百眼柜有着"抬手取，低头拿，半步可观全药匣"的特点。

俗话说"三分医，七分药"，中药更有"三分辨，七分量"之说，如果没有质量好、计量精准的中药作为保障，即使医生开的方子再精妙也难以奏效。由此可见，称量在药物发挥治疗作用上有着举足轻重的地位。

我们有时可以看到药店工作人员手里拿着小秤，用以称取药物。小秤名为戥（děng）秤，也叫戥子。旧时的富户商贾出门，大多会随身带上一把戥秤用以交易，这就叫"家有万贯，外有戥子"。在影视和文学作品中，戥秤也可用来称量香料、毒物等。

现在，药店工作人员称量药材时，用左手持戥杆，并用拇指和掌心固定戥砣，将砣线在戥杆上移至要称量的指数位置，右手取药放入戥盘，然后提起戥杆，放开戥砣，检视戥杆是否平衡。一般需将戥杆举至与双目齐平，此为"齐眉对戥"，这样做是为了称量药物时能达到更为精确的剂量。

心中有规矩，行为定方圆。一方药铺，差之毫厘，失之千里。药店的每一步骤是否严谨，决定了药品是否能够发挥最大功效。

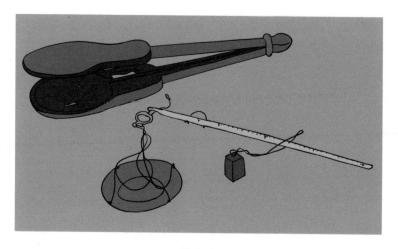

药戥子

小贴士

戥子，也叫"等子"，是一种主要用于称一些微量贵重如黄金、白银、珠宝、中草药等物品的小型秤，最大计量单位是两，小到分或厘。戥子主要由戥子盒、戥杆、戥盘、戥锤（又名戥砣）组成。

第七章

神奇的外治法

1. "针灸"是什么？

2010年11月16日，"中医针灸"被联合国教科文组织列入人类非物质文化遗产代表作名录，成为世界级的文化瑰宝。

什么是针灸呢？针和灸其实是指两种治疗方法，"针"是针刺，"灸"是艾灸。针灸以中医理论为指导，包含经络、腧穴、刺灸方法等多方面的内容，是中医防治疾病的有力武器。

针刺疗法源于最早的外治方法。早在石器时代，那个时候还没有金属工具，人们就将石头打磨或加热后当成治疗工具，如将石头磨出半圆形的弧刃，用来切割脓肿，排毒放血，作为原始的针刺工具；还将圆形或椭圆形的不尖锐的石头放在火上灸烤，用来按摩、热熨等，成为灸法产生的基础。这样用来治疗疾病的石制工具后来被人们叫"砭石"。

随着冶炼技术的出现和发展，砭石逐渐被金属针具所取

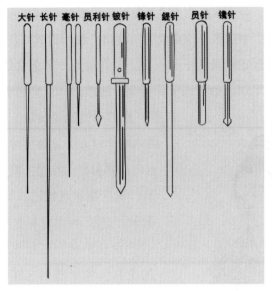

大针 长针 毫针 员利针 铍针 锋针 鍉针 员针 镵针

古代中医九针

代。金属针具不仅形状有所不同，其作用也不相同。在中华文明的传说中，伏羲制造了九种形状、长短、大小不同的针刺工具。其中有圆柱状的，是用来按摩的；有形如宝剑、两面有刃的，类似外科手术刀，是用来切割的；有像蚊子的口器一样细的毫针，类似于现在的针刺用具。后来，针刺方法与经络理论相结合，在经络理论的指导下，逐渐发展成能够调治各种疾病的针刺疗法。

艾灸，是借助药物点燃后的热力，直接或间接熏灼体表穴位，给予人体温热刺激，再通过经络腧穴的作用来防治疾病的医疗保健方法。由于施灸使用的原料主要是艾叶加工成的艾

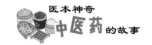

绒，因此，灸法常被称为"艾灸"。

相传，中国第一位女灸家叫鲍姑，她死后成仙，常化身为凡人到世间治病救人。有一次，她乔装为一名乞食的老妇人，不慎打破了店家的酒坛子，因为没钱赔偿，受到店主的叱骂，店主声称不赔钱就要揍她。有一位叫崔炜的年轻人，见她可怜，就脱下自己的罩衫作为抵偿。晚上崔炜做梦，梦见鲍姑对他说："感谢你帮我解了围，我才没有被打。我擅长用灸法治疣，送给你一些珍贵的艾蒿，如果遇到这样的病，你只需要用这艾蒿灸一下，就能治好，并且还将得到意想不到的收获。"几天后，崔炜遇到一位老僧，

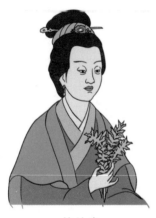

鲍姑艾

老僧的耳朵上长了疣。崔炜拿出艾来，试着为那老僧灸了一灸，没想到果然像鲍姑所说的那样，一灸这疣就脱落了。后来，老僧请他下山给一位富翁治疣，也是一灸而愈。富翁非常高兴，当即要送许多钱给崔炜，可崔炜推辞不收。富翁见他品行端良，就把女儿许配给他，他过上了富足幸福的生活。后来崔炜还用灸法给更多人治病，别人问他所用的是什么仙药，他回答说："鲍姑艾。"

现在我们经常用灸法来熏灼穴位以温经通络，行气活血，祛寒逐湿，消肿散结等，以起到预防保健的作用。

2. 经络与腧穴

　　相传，一天"药王"孙思邈在整理银针时，四个壮汉抬进来一位老人，老人说自己的右腿实在是疼痛难忍，根本无法行走。孙思邈诊视一番，凭经验给他针刺了几个穴位，可过了好一会儿，患者的疼痛都没能缓解。于是孙思邈又进一步检查疼痛的具体部位，每按一处便问："是这儿疼吗？"按了好几处，患者都说不是。当按到小腿外侧一处时，患者惊呼："啊！是，是这儿！"孙思邈便在此处下针。提插捻转一番后，让患者再感觉一下，竟然真的就不疼了。老人颇为惊讶，忙问："这是什么穴位，怎么一扎就好了呢？"孙思邈笑着说："这个穴位还没有名字，你刚才说'啊！是'，以后此穴就叫阿是穴吧！"从此，阿是穴便产生了。凡是没有固定位置，又不属于某个经络上的压痛点，便可称为阿是穴。

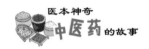

穴位一定在经络上吗？什么是经络？穴位与经络是什么关系呢？

经络，是人体内气血运行的路径，它们将脏腑、体表及全身各部位相互连接，形成一个整体的通路。古人通过对自然界的观察发现，大自然中有许多河流，而人是自然界的一部分，人体的构成和运行规律与大自然有相似之处，体内也有类似"河流"的经络。经好比是人体内的主要河流与交通要道，是经络的主干系统；络则相当于人体中河流的分支，是连接主要经脉的网络。经与络组成联系全身、运行气血的通路，他们循行于人体内外，共同构成了一个有机的系统。

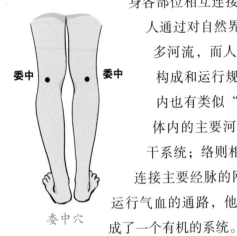

委中　　委中

委中穴

穴位，又称"腧穴"，是人体脏腑经络之气输注于体表部位的"反应点"。人体的经脉相当于地下看不见的水道，每一个穴位就像是与水道相通的水井，由此可见，经络是连接各个穴位的通路。当我们出现急性腰扭伤时，可以针刺腿部的委中穴来治疗，因为委中穴与腰部的扭伤处同在一条经上，针刺委中穴可使这整条经脉通过之处的气血都通畅，自然就改善了腰部气血凝滞的状态，达到疗伤止痛的目的。

孙思邈命名的"阿是穴"并不在经络上，它属于不同疾病在身体上的局部反应点，是一种特殊的穴位。我们平常总说不能"头疼医头，脚疼医脚"，但也要具体问题具体分析。其实，针刺阿是穴就是典型的"头疼医头，脚疼医脚"的局部治疗方法，而腰扭伤作痛时针刺腿部穴位，就是依据经络理论的整体治疗方法，这正是中医辨证论治精髓的体现。

人体有这么多穴位，要怎么取名字呢？其实有很多方法，如日月、璇玑、上星，是上观天文取的；商丘、承山、涌泉，是下察地理取的；腕骨、大椎、颧髎，是根据人体部位取的。很多穴位，一看名字就知道通过它能治什么疾病，如睛明、光明，是治疗眼部疾病的，牵正是治疗口眼歪斜的，等等。

3. 悬吊复位法

元代，江西南丰有一个医学世家，五代名医，人才辈出，在当地人尽皆知，这就是赫赫有名的危家。危亦林就出生在这个家族，他从小勤奋好学，一心继承祖业。其高祖擅长内科，伯祖擅长妇科和正骨，祖父擅长儿科，危亦林兼学并蓄，充分从家学中汲取养分，年少行医便疗效颇佳。尽管如此，他依然不断求学，偶然得知藏书家收有自己未见的医籍，便求借抄录；发现自己有不解之处，就连忙虚心求教。如此博采众长，加之不断临证实践，危亦林积累了丰富的医学知识，一度担任南丰州医学教授。

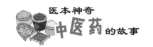
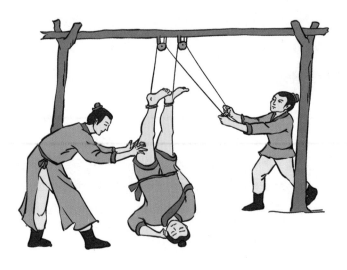

悬吊复位法

　　教学时，危亦林想到自己学医尚且不易，何况他人，同时也想救治更多的百姓，于是决定将自家五世累积的临床各科经验方剂，参考古方，按照元代所设医学科目编集成册。他用了十年时间，笔耕不辍，终于写成了一部《世医得效方》。由于书中记载着危亦林家族世代从医所积攒的秘方，还有他四处搜集来确有疗效的方子，所以书名定为《世医得效方》。当时，普通医生偶然获得个秘方往往不肯轻易告诉别人，自己的经验只肯传给子孙后代，可危亦林为了所有患者，却主动将家中所藏的秘方和自己毕生的经验公之于众，在当时，这种无私的精神是非常难能可贵的。

　　有一次，危亦林遇到一个不慎从高处跌下无法站立的患者，检查后发现是脊柱发生骨折。患者请了几个医生，都对此束手无策，最后找到危亦林诊治。危亦林认为，患者从高处坠落，脊柱会受到挤压，于是他先将患者的双脚用软绳固定，又把患者从脚吊起，利用患者自身的体重，使压缩的脊柱恢复原位。然后在患者背上覆盖大桑树皮一片，再盖杉木皮二三片，再用柔软的物件将患者背部的树皮缠住夹牢，不使它弯曲，同时禁止患者活动，让其静养至康复。这种方法被称作"悬吊复位法"。这是骨伤科医学史上的创举，英国医学家达维斯直到1927年才提出悬吊复位法，比危亦林晚了六百余年。

危亦林还对医学的发展做出了很多开创性的贡献。无论骨折还是脱臼，患者都有很强烈的疼痛感，治疗时患者要忍受巨大的疼痛，非常痛苦。为了让患者少承受一些痛苦，危亦林不断钻研麻醉术，总结出一个效果很好的麻醉方，由曼陀罗、草乌、木鳖子等中草药组成，叫"草乌散"。这个方子中有很多有毒的药物，患者服用后，稍有不慎就可能醒不过来，因此需要使用此药的医生对药物的用量有精准的把握。危亦林唯恐后人不知其中利害，在书中详细记载了根据患者的年龄、体质、失血量等情况使用麻醉药的剂量和方法，并提出在术后要及时催促患者清醒。

危亦林不仅善于钻研，医术精湛，而且始终站在患者的角度，为患者考虑，为人磊落无私，直到今天都是我们学习的榜样。

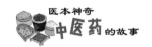

　　危亦林对于中医骨科的发展有巨大贡献，他发明了治疗肩关节脱位的"架梯法"和用于踝关节骨折脱位的"牵引反向复位法"，并且创制手术用的曲针，提出由内向外逐层缝合的方法，创制麻药草乌散等用于全身麻醉。危亦林在骨科方面造诣颇高，开创了正骨手法的先河。

4. 中医按摩的技巧

　　"预防近视，眼保健操现在开始，闭眼……"时至今日，这熟悉的音乐、指令和节拍，依然在一些中小学校园里定时响起，这也是几代人校园生活记忆的一部分。

　　眼保健操，是我国特有的一种按摩操，它根据中医经络穴位与按摩原理，结合医疗体育综合而成，能有效缓解眼部疲劳，增强眼部的血液循环，作为预防近视的一种手段，有一定的合理性。其实，不止眼部，中医按摩是适用于人体各部位的治疗保健方式。中医按摩不仅可以疏经通络，行气活血，还能调节脏腑器官的功能，增强人体抗病能力。

　　看似简单的揉捏，真有那么神奇吗？早在远古时代，人类因常常食不果腹、挨饿受冻、风吹日晒，而容易有各种病痛发生。病痛发作时，人类便会本能地用手按摩、抚揉痛处，经过

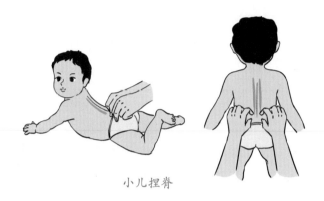

小儿捏脊

按摩后，肢体的疼痛在某种程度上能够得到缓解，甚至消除，这便是按摩疗法的萌芽。

人们在抚触病痛的基础上不断积累经验，大约1600年前，一名叫葛洪的医家发明了一种叫"捏脊"的按摩手法——沿着人体脊背的正中线，从尾骨部开始，一直到颈部，连续捏拿脊柱部的肌肉。此法能够调理脏腑功能，防治疾病。由于小儿的皮肤比较柔软，而且捏脊的按摩手法对小儿积食、消化不良、大便不通畅等有非常好的疗效，所以捏脊逐渐成为小儿按摩的主要方法之一，捏脊也慢慢被称作"捏积"，是治疗小儿积食的通用方法。

除小儿按摩外，成人按摩术也发展为古代的治疗方法之一。唐代，按摩术已经成为一种非常流行的治疗方法，以至于在隋、唐两代的官方医疗机构太医署中，专门设置了按摩科，与针灸、医科并列。按摩科中又有按摩博士或按摩生、按摩师等不同等级的专职按摩人员。按摩术不仅用于治病，还被用于

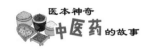

日常预防疾病、延年养生。

唐代"药王"孙思邈就非常提倡按摩术，他认为，老年人养生可以每天进行自我按摩，通过适当地按摩、捶打、揉压，促进气血运行，从而起到保健养生的作用。孙思邈建议，饭后不能立刻休息，应当缓慢散步，并将手搓热，按摩面部及腹部，腹部要绕脐揉摩，长期坚持，可以调整胃肠功能，促进食物的消化和吸收。其实，我们做的眼保健操也属于自我按摩的一种，在做操时，我们需要集中精神，找准穴位，不要过分用力，手法要轻缓，以感觉到穴位处有酸胀感为适宜。

除了可以用来日常保健、调理身体的自我按摩外，还有更为专业的医疗按摩可以治疗疾病。但是，治疗疾病的按摩术需要由专业按摩医生来具体操作。在按压的时候，医生的力度既可以浅到皮肉，也可以深达骨骼、关节，甚至部分内脏处。针对不同的疾病，按摩时选择的部位和穴位也不同。医生既可以用拇指、中指按，也可以用拳头、手掌按，甚至可以用整个肘部按压，还可以利用按摩工具。如何用按摩术治病，这需要由专业医生在做出正确诊断后，根据病情合理选择。

小贴士

《厘正按摩要术》一书，由清代张振鋆编辑而成，此书标志着小儿推拿学学科体系的正式形成，是小儿推拿发展史上的一座里程碑。

5. 水牛角的妙用

《庄子·杂篇》中记载了一则故事，据说秦王身上长了脓包，还患了痔疮，他非常痛苦，于是召医生来看，许诺谁能把他身上脓包里面的脓用嘴吸出来，就赏一辆车，谁能用舌头帮他把屁股上的痔疮舔血，就赏五辆车。这就是成语"吮痈舐痔"的来源。其实，这个故事是庄子用来讽刺那些无底线地溜须拍马的人的，以表达自己对这些人丑恶嘴脸的厌恶之情。实际上，古代医生在治疗脓肿或者痔疮时，不会直接用嘴去吸吮，而会借用水牛角等工具。

汉代以前，人们用天然中空的水牛角来吸取脓血。医生把水牛角的尖钻开一个洞，把牛角粗的一端放在脓肿处，然后用嘴吸牛角尖的小洞，脓血就被吸到牛角中了，这种方法被称为

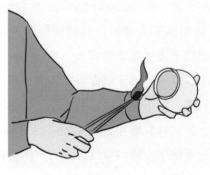

拔火罐

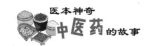

"角法"。汉代时，人们掌握了陶土烧制技术，做出了陶罐，后来又用天然的竹子加工出了竹罐。人们把陶罐和竹罐放在水中煮沸，趁热拿出，放在皮肤上有脓肿的地方，罐子迅速冷却，罐内就形成了很大的吸附力，把脓包里的脓血吸出来。此法更简便卫生，工具也更容易获得，于是竹罐和陶罐慢慢取代了牛角，"角法"也就变成了"吸筒法"。

人们发现，这种吸筒法不仅能吸取脓血，还有温经通络、止痛散寒的作用。医生还发明了用药煮竹罐的方法，也就是按照处方配置好药物，把竹罐跟药物放在一起煮，然后趁热取出竹罐，放在穴位上，再拔下竹罐，用药物作用和竹罐吸力的双重力量来散寒止痛、活血化瘀。于是，吸筒法成为专门用于散寒止痛、疏通经络的治疗方法。清代，陶瓷技术已经很成熟，瓷罐也被用于拔罐，人们用火使罐内空气减少，产生负压，具有吸附性，从而代替了煮罐，因此拔罐又被称为"拔火罐"，直到今天。随着现代技术的进步，拔罐工具越来越多样化，有玻璃罐、陶瓷罐、塑料罐、硅胶罐等。

不同的拔罐工具，需要采用不同的拔法。比较常见的情景是，医生用长长的镊子夹着燃烧的酒精棉在玻璃罐子里转几圈，然后迅速把罐子按在患者的背上，燃烧消耗氧气，罐里的空气少了，产生了负压，罐子就能吸在体表，不会掉下来。如果是抽气式塑料罐，则不需用火，抽出空气，罐子就能很好地吸在施术部位。目前硅胶罐在婴幼儿中应用较多，由于硅胶材质较软，只需适度挤压出罐内空气，便可产生吸拔的力量。一般留罐10～15分钟即需取下。但罐子牢牢吸住皮肤，用力提拉可能会引起疼痛，要怎么轻松取下呢？此时可一手轻提罐子，用另一手的手指轻压罐口处皮肤，便能顺利将罐取下。

拔完罐的部位往往会留下或红或紫的印记，被称为"罐象"。每一个罐象都不普通，有特殊的含义，不仅提示着疾病的部位、病情的严重性，还能预示疾病最后的转归。拔罐后如果某穴位及其附近的颜色与别处不同，往往提示该穴位的相关脏腑异常。若拔罐后仅略有潮红，不久后便消失了，这是好现象，说明病情不重，容易痊愈。若拔罐部位颜色黑紫，还有点黏腻，就表示瘀阻比较重。医生还能根据罐象的颜色、部位等细微的差别，解读出更多的信息。

中医认为，经络是气血运行的通路，当人体出现疾病时，气血运行受阻，利用拔罐的吸力，能吸出肌肉血脉中的寒性或热性病邪，疏通经络，从而治疗疾病。

6. 刮痧真的恐怖吗？

许先生移居美国8年，生活在美国中部密西西比河畔的一座城市，他事业有成、家庭幸福，可意想不到的事发生了。5岁的儿子丹尼斯着凉肚子疼，爷爷独自在家带小孙子，又刚到

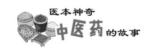
美国没几天，没法带孩子去医院，看小孙子实在难受，就决定给孩子刮痧。没过两天，丹尼斯不小心把头磕破了，被送到了医院，在拍CT的时候被发现背部有红紫色的痕迹，医生怀疑他受到了虐待，连忙联系美国的儿童保护机构。这个机构的工作人员为了避免丹尼斯以后受到"虐待"和生活在"恐惧中"，决定收集证据，起诉了许氏夫妇，并在庭审时展示了丹尼斯"受虐待"的铁证，也就是丹尼斯后背上"触目惊心的伤痕"的照片。无论许先生怎样解释这些伤痕是刮痧留下的，在中国是很常见、非常有效的治疗方法，都无济于事。冲突之下，法官当庭宣布剥夺许先生的监护权，不准他与儿子见面。

以上是2001年的电影《刮痧》中的片段，这部影片曾在中国和美国引起热议。刮痧是中国民间流传了几千年的传统疗法，而美国人并不了解这种疗法，从而形成了中西方文化的冲

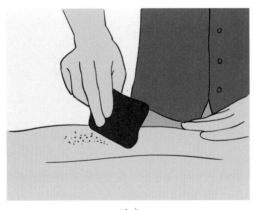

刮痧

突。刮痧到底是一种怎样的疗法，为什么对美国人来说如此恐怖呢？

刮痧其实很简单，会刮的人操作起来也随意，限制比较少。牛角、硬币、瓷匙、纽扣等钝圆光滑的硬物都可以拿来刮痧，刮的时候蘸取植物油、清水、酒或药油，在患者的某处皮肤上反复刮动即可。刮痧能刺激穴位、经络，使皮下乃至深层组织、内脏的邪气发散出来，从而起到疏经通络、行气活血的作用。

刮痧时需要注意控制好力度和方向，在刮颈、背、腹、上肢、下肢部位时，要从上向下刮，在胸部则是从内向外刮。刮痧手法稍微复杂点，给老人、孩子、体虚者刮痧或一般保健刮痧时，用力要轻，以补刮手法为主；刮痧急救时力度稍大，用泻刮手法；一般治疗时则用平补平泻的手法。高水平的专业刮痧还要配合按摩点穴的手法，用刮痧板点揉、点推等。日常生活中，如果只是出于养生保健目的，普通人不必掌握这样的手法也能操作。

影片《刮痧》中，爷爷给丹尼斯刮痧后，丹尼斯后背出现一道道"红紫色痧斑"，被人当作"受虐待"的证据。这些"痧斑"，就是"刮"出来的"痧"。

正如不同的个体在拔罐后有不同的"罐象"，刮痧后会出现各种"痧象"，反映了身体疾病的情况。体表经过刮拭后，相应部位的皮肤会充血，可能有潮红、紫红或暗红的血斑、血泡等。这是正常的刮痧治疗反应，刮出的痧一般在三五天内就

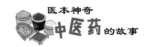
可以自然消失，不会破损流血，也不像照片上看起来的那么疼。而且，并不是所有接受刮痧治疗的人都会出现影片中那种红紫色瘀斑。一般情况下，身体健康的人出痧较少，多为红色，且很快能够消失；有慢性病的人则多有紫痧或血泡。出痧颜色越重，说明病情越重。接受过刮痧治疗的人，对出痧现象可以理解和接受，而不了解这种疗法的美国人会觉得出痧可怕，反映出当时中西文化的差异和冲突。

由于刮痧对头痛、咳嗽、胸闷、恶心、呕吐、腹痛、腹泻、手足酸痛、身体疼痛等常见病有非常明显的改善，而且操作简单，容易学会，所以越来越受欢迎。

小贴士

　　现代刮痧疗法，是指用水牛角制成表面光滑的刮痧板，在人体不同部位的皮肤上刮拭，直到刮出皮下出血凝结成像米粒样的红点为止。刮痧疗法对感冒、中暑、头痛、肠胃病、腰肌劳损等病症尤为有效。

第八章

日常生活与中医养生

1. 生气会导致生病吗?

《三国演义》中,"诸葛亮三气周瑜"的故事,可谓家喻户晓。"一气"是赤壁大战后第二年,周瑜想去夺取荆州,却被诸葛亮抢先夺去;"二气"是周瑜本想借把孙权妹妹嫁给刘备的机会扣下刘备,逼迫诸葛亮交出荆州,不料诸葛亮用计,周瑜最终"赔了夫人又折兵",气得昏迷不醒;"三气"是周瑜向刘备讨还荆州不成,又率兵攻打失败,气急加上旧伤复发而死。临死前,周瑜说:"既生瑜,何生亮!"实际上,《三国演义》里这些流传甚广的故事情节都是罗贯中虚构的,历史记载中并无这"三气"。那么"气死"这件事究竟有没有道理呢?

中医理论认为"怒伤肝"。肝的主要功能是疏泄,即通过调畅全身气机,使上下内外各安其所、各司其职。肝的疏泄功能正常,气机调畅,各脏腑功能便正常协调;如果肝的疏泄作用失调,气就会乱跑。怒则气上,血液也随着气冲上来,导致

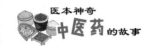

面红目赤，甚则吐血。

就算是身体健康之人，经常生气也会对他的身体产生不好的影响。就像我们每天开车出行，如果路况一切正常，行驶在路上的汽车就能一路畅通，顺利到达目的地。而当某条道路出现拥堵，行驶在这条路上的汽车就只能缓慢前行，甚至停滞不前，周边的道路也可能会因此出现拥堵，造成一系列的连锁反应，最后马路就成了一个大大的停车场。

我们身体里的气血就像在道路上行驶的汽车，因为情绪不好、闷闷不乐，气血运行缓慢，就不能顺利输送到身体各处，也就影响了各部分的功能。车堵在路上，有些着急上火的司机，就会去抢占自行车道、应急车道。而气机一旦运行紊乱，也会跑到不该去的地方，增加运行的负担。所以，我们应该让气血运行顺畅。气机顺畅，就能保证身体各项机能正常运转。

人的情志变化是对外界事物的不同反应，是生命活动的正常现象，一定限度内不会对人体健康造成影响。但在突然、强烈或者长期的情志刺激下，情志变化超过了正常的生理活动范围，身体又不能适应时，脏腑的气血功能会紊乱，从而导致疾病的发生，这时，"七情"就成了致病因素。

七情，即喜、怒、忧、思、悲、恐、惊七种情志变化。除了怒伤肝，还有喜伤心、忧伤肺、思伤脾、恐伤肾等情志致病的说法。

提起《红楼梦》里的林黛玉，我们的第一反应就是多愁善感，经常为一点点小事生闷气，成天郁郁寡欢，动不动就哭一

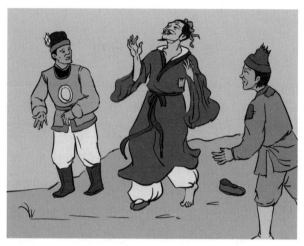

范进中举，欢喜得发了疯

场。这种忧虑多愁日久会伤肺，是导致她多病的重要原因。再比如"范进中举"的故事就说明了高兴也不能太过，欣喜若狂也可能会影响身体，范进就是因为接到中举喜报，太过惊喜，痰火扰乱了心神而发疯的。

小贴士

　　情志致病，首先是扰乱气机，导致气机运行失常而致病。气机，是气在人体内的运动形式，主要表现为升降出入。例如打嗝，就是气机"上逆"；而脾虚导致的腹泻，就是气机"下陷"。

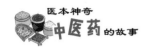

2. 食物也是药物

一日，慈禧太后觉得吃不下饭，整个人闷闷不乐，还有些
腹胀恶心，太医们赶紧为慈禧太后会诊。他们认为，慈禧太后
因为平时吃得太过油腻，导致脾胃虚弱、不思饮食。可是，慈
禧太后觉得恶心反胃，又喝不下汤药。于是，太医李德生便给
慈禧太后开出了一个叫作"健脾糕"的处方，其中有茯苓、芡
实、莲子、薏苡仁、山药、扁豆、麦芽、藕粉等，研成细粉后
加白糖，用水调和，做成糕点。这些配料既是食物又是药物，
不仅味道香甜，还能健脾和胃。慈禧太后吃了几天后，胃口好
了很多，恶心腹胀的症状也消失了。太后很高兴，便将"健脾
糕"赐名为"八珍糕"。

"八珍糕"为什么能有这么好的功效呢？因为这八种材料
是药食两用的中药。其中，茯苓能健脾安神、利水渗湿，芡实
能补脾止泻、和胃理气，薏苡仁能健脾开胃、补中祛湿。

人类在寻找食物的过程中，逐渐了解各种食物的特性，对
食物的认识逐渐细化，发现一部分食物也有治疗疾病的作用，
它们既是食物也是药物，所以我们常说"药食同源"。

在日常生活中，有很多食物也有药物的作用，如生姜、大
蒜、大葱、大枣、山药、桑葚、冬瓜等，既是常见的食材，也
可用于养生保健、疾病防治。有些可食用的植物没有好的口

感，但是可以治病，便被当作药物使用，比如蒲公英。有些食物口感很好，被用于日常饮食，但具有一定的药用保健价值，如萝卜、山芋。相对常见的食物来说，药物的偏性更强一些，使用不当，往往会产生药物不良反应，严重时甚至会致死。

"药食同源"是中国传统食疗文化的基础。例如，中国人喝粥的历史悠久，四千年前就开始食用以谷类为主的粥食了。到了宋代，喝粥逐渐成为一种养生方法，不同的粥具有不同的功效。中国传统的食疗方法以中医药学传统理论为指导，并逐渐形成了独特的理论体系。

中国的食疗文化强调整体观念和辨证施膳，重视药食性味功能的统一和药食宜忌。比如，食疗要顺应时节，不同的节气有不同的饮食特点，这样才能发挥食疗的作用。夏季酷热难耐，人们容易出汗，胃口也不好，这时就要适当多喝些汤水，既能补充水分，也利于消化吸收。夏天吃点荷叶粥，喝点酸梅汤，最能消渴解暑。秋冬气候干燥寒冷，食疗方中就要忌燥热、忌寒凉，以免伤阴。

食疗与用药一样有禁忌。体质虚寒的人，在食用羊肉等温补类食物时，如果同时食用生萝卜、绿豆等，就会降低羊肉的温补功能，这就是食物之间的一补一消，作用相抵。在长期的生活实践中，人们还积累了如何降低食物偏性的食用方法，如生姜能解螃蟹的寒性，紫苏能解鱼蟹的腥气。这与中药配伍的原理是类似的。

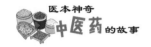

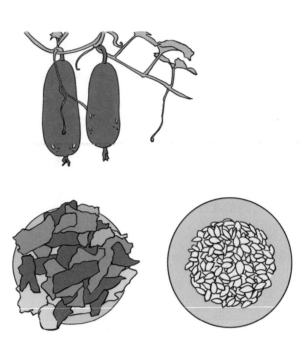

冬瓜与加工得到的冬瓜皮、冬瓜子都是中药

🌼 小贴士

　　生姜性温，味辛，归肺、脾经，具有温中、止呕、止痛的作用。红糖性温，味甘，归肝、脾经，具有补中缓急、活血止痛的作用。红糖姜水就是以红糖、姜为主要食材做成的一道饮品，具有补血散瘀、补中散寒、缓解疼痛的作用。着凉感冒或者天气寒冷的时候喝上一杯，能从心里暖到体表。女性月经时腹痛，还有新妈妈产后，也都可以用红糖姜水作为食疗方。

3.五谷是什么？

《论语》里有这样一个故事。孔子带着弟子周游列国，子路掉队落在后面，就问一个老农："您看见我的老师了吗？"老农回答："四体不勤，五谷不分，孰为夫子？"就是说子路不会劳动，连五谷都分不清，他不知道这样的人的老师是谁。子路觉得自己有些冒失，便恭恭敬敬地站在一旁，半天没说话。老农见子路谦虚知礼，便带他回到自己家中过夜，并盛情款待。第二天，子路一早赶路追上孔了，告诉孔子这件事，孔子说："这一定是一位有修养的隐士。"孔子想与这位老农谈谈，叫子路立刻回去找他，但那位老农不愿再与子路交谈。后来"五谷不分"一词被用来讽刺那些不解农事、不参加劳动生产的人。

五谷是哪五种谷物呢？古代对于"五谷"有不同的解释，有的说是稻、黍、稷、麦、菽，还有的说是稻、稷、麦、菽、麻。五谷也可作为粮食作物的总称。

稻，即稻子，古代有黏与不黏之分，黏者称稻，不黏着称粳。

黍，具有黏性的特点，李时珍提到黍可用来制成"角黍"，也就是我们现在在端午节吃的粽子。也有人认为黍即现代北方的黍子，又叫黄米，状似小米，色黄而黏。

稷，究竟指的是什么，古今说法不一：一认为是粟，即小

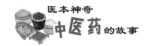

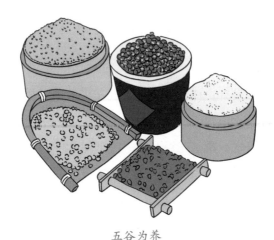

五谷为养

米；二认为是黍中不黏的一种；三认为是高粱。总之，稷是一种耐寒作物，在我国相当长的历史时期里是极重要的粮食作物。稷在古代被视为"百谷之长"，因此也在祭祀中被奉为谷神。

麦，即麦子，大麦或小麦，磨成面粉可供食用，也可以用来酿酒。

菽，是豆类的总称，也可专指大豆。

麻，即大麻，俗称火麻，之所以列入五谷，是因为麻籽可以充饥。

我国农业文明历史悠久，古代农作物种类也比较多，由于地域差异，不同地方产的谷物种类也有所区别。中医理论里，

"五谷"作为植物的种子，在土中吸收天地万物精华，经春、夏、秋、冬四季，进行了生、长、化、收、藏后，最终成长为成熟的植物，蕴含了天地四季自然之气，对于我们身体的健康有重要作用。我们从谷类食物中吸收的营养物质，能够化生为身体需要的气血津液，濡养后天之本脾胃，维持机体正常的生命活动。

中医认为，谷物是一日三餐中不可缺少的，是最滋养人体的。《黄帝内经》里讲："五谷为养，五果为助，五畜为益，五菜为充，气味合而服之，以补精益气。"这与现代营养学家倡导的膳食"金字塔"，即食物多样，谷类为主，粗细搭配，多吃水果、蔬菜、薯类，常吃适量的鱼、禽类、蛋类和瘦肉，有异曲同工之妙。

我们一日三餐的食物应品种多样、荤素搭配得当，因为每类食物都有各自的作用，如谷豆类食物可以滋养正气，畜禽类食物可以补益精气，蔬菜水果可以丰富膳食结构、促进食物消化。只有粮食、蔬菜、肉类、果品等合理搭配、均衡膳食，其作用才能相辅相成，为我们身体的健康保驾护航。

小贴士

粳米甘平，宜煮粥食。粥膳之所以能起到养生保健的作用，是因为可以保护胃气，而人体的健康状况在很大程度上取决于脾胃的强弱。

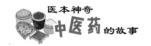

4.四季轮换与养生

"顺自然，遵法章，得智慧，保健康。"短短的12个字，诠释出四季养生的精髓。人与自然界息息相关，二者是一个动态变化的整体，自然界的变化影响着人的生理和病理状态。善于养生的人，懂得在不同的季节里用不同的调理方法，以适应自然界的变化规律，达到身心的和谐统一。

春季气温开始慢慢回升，人体内的阳气也逐渐生发，但春季气温不稳定，还时不时有倒春寒，民间还有"春天孩子脸，一天变三变""二月休把棉衣撤，三月还有桃花雪"的谚语，所以，春季要"捂一捂"，这样可以防止突然的降温损伤或者阻遏了体内正在逐渐生发的阳气。

同样的道理，秋季时人体内的阳气开始逐渐内敛，适当地"冻一冻"，有利于体内阳气的收藏。可是有不少家长特别害怕孩子冻着，有那么一种冷，叫"妈妈觉得你冷"，天气稍微一转凉，立马给孩子穿得厚厚的，结果孩子天性爱运动，经常出汗，一出汗则腠理开泄，风寒由体表入侵，反而容易感冒。

人体机能与自然气候的变化息息相关，如果这些变化超过了人体的适应能力，就会导致人体发病。在日常生活中，需根据季节的变化和气温的升降，合理安排作息时间，及时调整衣食住行，调摄情志，进行适当的锻炼。

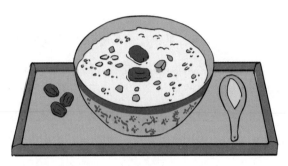

养生粥

"一年之计在于春"，春天是万物复苏的季节，人体的阳气也处于升发状态。春晨要早起多动，顺应春天阳气生发之势，以养肝木之气。夏天阳气旺盛，要"夜卧早起"，在日出前起床，活动时间可以适当延长，使阳气舒缓外泄。秋季需"早卧早起，与鸡俱兴"，适当延长睡眠时间，以适应秋季收敛的特点。冬季天寒地冻，万物收藏，应"早卧晚起"，保证充足的睡眠。

在饮食方面，春季宜食葱、韭菜等扶助阳气的食物，不宜多食酸性食物，防止肝气太过旺盛，损伤脾胃。夏季需注意固护阳气，多食营养丰富的蔬菜瓜果，平时多喝绿豆汤、赤小豆汤等甘寒清淡食物，少食油腻之物，以防湿邪停留。秋季气候凉燥、易伤津液，可多食甘蔗、百合、梨和香蕉等润燥食物。冬季阴盛，阳气内收，宜食用热量较高的谷类、羊肉、牛肉、木耳等以滋阴潜阳。

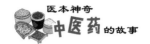

"冬吃萝卜夏吃姜，不劳医生开药方。"食物有四性，即寒、热、温、凉。萝卜属凉性，有助于消积滞、化痰热。生姜属温性，有助于暖胃。

根据《黄帝内经》里的四时阴阳理论，春应肝而养生，夏应心而养长，长夏应脾而养化，秋应肺而养收，冬应肾而养藏，即春生、夏长、秋收、冬藏，这是我们智慧的祖先为适应四季变化总结出来的养生原则。人体五脏的生理活动须与四时阴阳变化相适应，才能保持身心的健康平衡。

5. 为什么流水不腐？

《吕氏春秋》中有这样一句话："流水不腐，户枢不蠹，动也。"说的是流动的水不会腐烂发臭，经常转动的门不会被虫蛀，比喻经常运动的东西不容易受到侵蚀。人的身体亦然，如果五官百骸，像门枢一样常在转动，像溪水一样常在流动，那身体也会长久地保持健康。

新陈代谢是人体保持健康的基本条件，而运动则是人体代谢过程中的重要因素。中医学认为，经常适当地运动，能促进和保持身心健康。四体常勤，可使五脏气血旺盛，六腑功能通畅，肌肉结实丰满，关节运动灵活，动作敏捷，反应迅速。

随着科技日益发达，交通工具越来越便利，自动化和现代化程度越来越高，很多时候，人们都是以车代步，在办公室的电脑前或者手机上，动动手指，打个电话，发个微信、语音或者邮件就能完成大部分工作，不用东奔西跑，运动强度远远低于人体所需要的。如果运动过少，则容易气血运行不畅，影响脾胃功能，进而精神不振，身体各系统器官的功能降低，免疫力下降，最终对身体的健康产生不利影响。

《三国志》记载，华佗对弟子吴普说："人体欲得劳动，但不当使极尔。动摇则谷气得消，血脉流通，病不得生，譬犹户

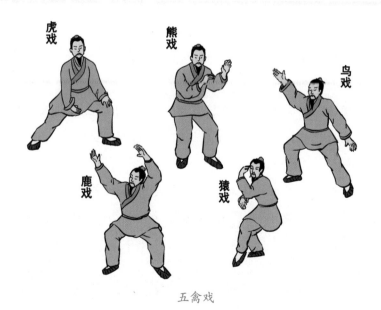

五禽戏

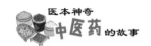

枢不朽是也。"他认为坚持"引挽腰体，动诸关节"，可以使人"难老"，主张积极锻炼身体，适量运动，使血脉流通，防病于未然。

华佗编创了五禽戏，用来防病治病。五禽戏是模仿虎、鹿、熊、猿、鸟五种禽兽的形态和动作，并对应人体五脏，进行活动。五禽对五脏，每一禽戏都有相应的五行络属，主一脏之调养。他的弟子吴普，坚持锻炼五禽戏，到90多岁时还耳聪目明、齿牙完坚。

五禽戏是我国最早形成的仿生导引术，具有调身、调心、调息的特点，对四肢、心血管、呼吸等各方面都有一定的良性作用，不仅可以调节心理情绪，还可以提高机体免疫功能，而且简单易学，适用人群广泛。

除了五禽戏，八段锦也是我国重要的传统养生功法。"八段"是指功法有八段节数，而"锦"字从"帛"从"金"，表明此功法似锦之柔和优美、连绵不断。八段锦是一种有氧运动，整体功法柔和缓慢，圆活连贯，松紧结合，动静相兼，神与行合，气寓其中。立足于形与神，通过调理身与心，使精、气、神三者达到最佳状态。

现在比较常见的立式八段锦歌诀曰："双手托天理三焦，左右开弓似射雕。调理脾胃须单举，五劳七伤往后瞧。摇头摆尾去心火，背后七颠百病消。攒拳怒目增气力，两手攀足固肾腰。"

在流传过程中，八段锦又分为南派和北派，北派动作繁复，以刚为主，侧重肢体运动，称"武八段"；南派动作简易，以柔为主，强调导引与行气结合，称"文八段"。

五禽戏和八段锦都承载着悠久的中医养生保健文化底蕴，其养生作用不可小觑，长期坚持适当锻炼，对增强体质、防病保健有重要作用，细水长流，日积月累，可延年益寿。

小贴士

现在电子产品广泛应用，使得人们的用眼时间大大延长。中医认为，肝藏血，开窍于目，久视会导致肝血亏虚证，出现面色萎黄或面白无华，头晕、两目干涩、视物不清等表现。对此，中医治疗用药也是从补养肝肾入手，而在生活调护方面，就需要我们避免眼睛的过度使用。

6.一方水土养一方人

俗话说"一方水土养一方人"，中国地域广袤，生活在不同地方的人，口味偏好都有很大差异。比如湖南、四川一带就以嗜辣闻名，当地的大多数人，一顿不吃辣椒都不行，可谓是无辣不欢；而在历史上较早传入辣椒的广东、浙江等沿海省份，当地人却不爱吃辣椒。这是为什么呢？其实，这就是人与大自然、生活环境关系的体现。

四川、湖南一带多山多水多雨，地势低下，气候潮湿，尤

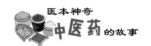

其秋冬，更是寒湿难耐。湿气是中医理论里引起疾病的一种因素，当地人为了保持身体内部的平衡，就需要通过饮食把体内的寒湿排出来，而辣椒味辛性热，能发散寒湿。相较之下，广东、浙江等地日照时间长，气候温暖多风，湿气不易积聚体内，吃多了辣椒反而易上火。

不同的地理环境导致不同地域的人群形成了不同的生活习惯、行为方式，也造就了他们体质上的差异，因此，不同地域的人群容易发生不同的病证，相应的治疗方法也各不相同。即便是患同样的病，对不同地域的人，治疗方法也不尽同。

古人很早就认识到这一点，并在《黄帝内经》中有所总结：

东方，地处海滨，气候温和，盛产鱼虾，人们爱吃鱼类，喜欢咸味。但鱼吃多了，容易生热，吃盐过多会损伤血脉。所以东方一带的人，皮肤颜色比较黑，肌肤纹理比较疏松，容易患痈肿、疮疡等皮肤疾病，治疗上多采用砭石疗法。

南方，地势相对低下，气候潮湿，人们喜欢吃酸类和腐熟的食物，肌肤纹理细密而略带红色，容易患肢体麻痹、筋脉拘急类疾病，常采用小针微刺来治疗。

西方，气候干燥，土地贫瘠，多沙石、戈壁、沙漠，人们爱吃肉类、奶类，体格健壮，肌腠紧密，外界邪气不容易入侵体内，疾病多由内而生，因此治疗上常采用内服药物。

北方，地势较高，气候寒冷，冰天雪地，人们喜好游牧生活，爱吃乳类食物，容易因为受寒，而引发脘腹胀满类疾病，多采用艾灸来治疗。

中部，地势平坦肥沃，物产丰富，人们吃的食物种类多，生活也很安逸，容易患痿弱、厥逆、寒热等疾病，常采用导引、按摩等方法治疗。

　　三因制宜，是指在治疗疾病时，要根据患者具体病情，因时、因地、因人而治，也就是说，要根据四季不同的气候特点，不同地域的地理特点，患者的年龄、性别、体质等不同，来综合考虑治疗用药原则。

图书在版编目(CIP)数据

医本神奇：中医药的故事／甄雪燕，赵歆，王利敏主编．—武汉：华中科技大学出版社，2024.3

（常读常新经典故事系列）

ISBN 978-7-5772-0478-9

Ⅰ.①医… Ⅱ.①甄… ②赵… ③王… Ⅲ.①中国医药学－普及读物 Ⅳ.①R2—49

中国国家版本馆CIP数据核字(2024)第016371号

医本神奇：中医药的故事　　　　　　　　　　　甄雪燕　赵　歆　王利敏　主编
Yi Ben Shenqi：Zhongyiyao de Gushi

策划编辑：陈心玉
责任编辑：肖诗言
封面设计：琥珀视觉
责任校对：李　琴
责任监印：朱　玢
出版发行：华中科技大学出版社（中国·武汉）　　　　电话：(027)81321913
　　　　　武汉市东湖新技术开发区华工科技园　　　　邮编：430223
录　　排：孙雅丽
印　　刷：湖北新华印务有限公司
开　　本：880mm×1230mm　1/32
印　　张：5.25
字　　数：109千字
版　　次：2024年3月第1版第1次印刷
定　　价：42.00元